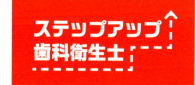

ペリオに挑戦！
動画でわかる SRP

池田歯科クリニック・歯科衛生士
佐藤昌美 著

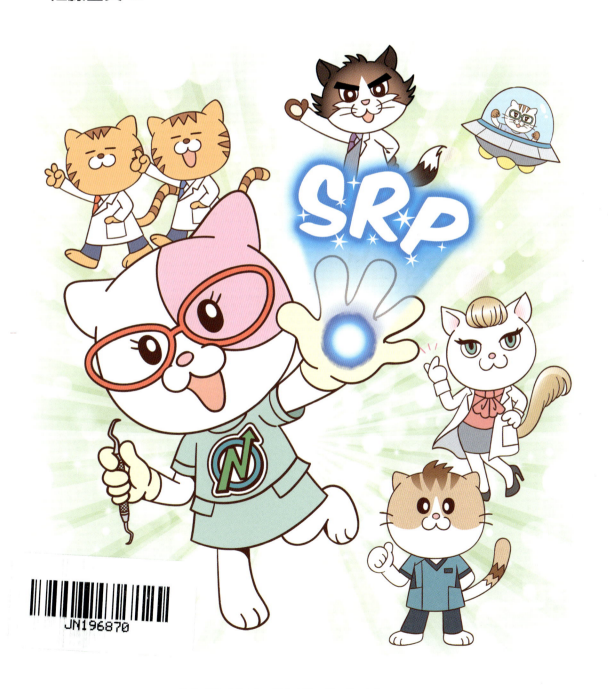

医歯薬出版株式会社

This book was originally published in Japanese
under the title of :

STEPPU-APPU SHIKAEISEISHI
PERIO NI CYŌSEN DŌGA DE WAKARU SRP
〔Dental Hygienists' Step-up Series
Mastering Your SRP Skill through Videos〕

Editor :
SATO, Masami
   Dental Hygienist

ⓒ 2019 1st ed.

ISHIYAKU PUBLISHERS, INC.
  7 - 10, Honkomagome 1 chome, Bunkyo - ku,
  Tokyo 113 - 8612, Japan

はじめに〜本書のトリセツ

　スケーリング・ルートプレーニング（以下SRP）は，歯周治療に欠かせない手技で，私たち歯科衛生士にとって大切な仕事です．しかし熟練したスキルが必要で，身につけるのが難しいとされています．本書は，若葉マークの初心者歯科衛生士さんからベテラン歯科衛生士さんのSRPのスキルアップに挑戦する臨床書です．SRP初心者でも挑戦できるように，「キホンのき」から「実践」までを4つのテーマに分けてまとめました．第1部は「歯周治療とSRP」，第2部は「SRPの基本」，第3部は「写真と動画でインスツルメンテーションに挑戦！」，第4部は「ケースプレゼンテーション」です．まずは正常な歯周組織，次は歯肉炎と歯周炎の図を描いてみましょう．どうでしょうか？正しく描けましたか？では，第1部で「歯周治療とSRPの基礎知識」を確認してください．第2部は「スキルアップのための基本の技術」です．順番に読み進めてほしいところですが，毎日が忙しいと途中でギブアップしてしまうかもしれません．ですので，知りたい部分から始めるのもアリです．第3部は，「インスツルメンテーションのコツ」を部位別に，動画を交えて紹介しています．スマホやタブレットを片手に，SRPをする時に必要なキーワードがあったら，そのページを開いてみましょう．一息ついた時は，ステップアップコラムや第4部の「症例の変化」に目を通してください．SRPについての引き出しが増えて，もっと歯周病（ペリオ）を治せるようになるかもしれません．

　歯周病を治すには，基本的な知識と技術を持つほかに，ステップアップを目指す「心がまえ」が大切です．「今よりも上手にSRPができるようになりたい」，「もっと歯石がとれるようになりたい」などさまざまな思いがあるはずです．本書が，これから歯科衛生士になる10代から，筆者のような50代，もう少し上の歯科衛生士さんたちの知識と臨床をつなげる橋渡しになって，「SRPをマスターしたい」という心がまえを持つ皆さまの臨床に少しでもお役に立てば嬉しいです．

2019年9月

佐藤　昌美

本書の付録動画について

本書に関連した動画を以下の方法にてインターネット上で視聴することができます．

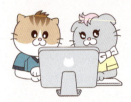

方法1．パソコンで視聴する

以下のURLにアクセスし，該当項目をクリックすることで動画を視聴することができます．

https://www.ishiyaku.co.jp/ebooks/422740/

[動作環境]

Windows 7以上のInternet ExplorerおよびMicrosoft Edge最新版

MacOS 10.13以上のSafari最新版

方法2．スマートフォン・タブレットで視聴する

以下のQRコードあるいは上記のパソコン用URLからサイトにアクセスし，該当項目をクリックすることで動画を視聴することができます．

[動作環境]

Android 6.0以上のChrome最新版

iOS 12以上のSafari最新版

※フィーチャーフォン（ガラケー）には対応しておりません．

◆ 注意事項

・お客様がご負担になる通信料金について十分にご理解のうえご利用をお願いします．

・本コンテンツを無断で複製・公に上映・公衆送信（送信可能化を含む）・翻訳・翻案することは法律により禁止されています．

◆ お問い合わせ先

以下のお問い合わせフォームよりお願いいたします．

URL：https://www.ishiyaku.co.jp/ebooks/inquiry/

ステップアップ歯科衛生士
ペリオに挑戦！動画でわかるSRP
CONTENTS

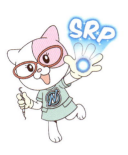

第1部　歯周治療とSRP

1章　歯周治療ってどういう治療？ …………………………………………………… 2
2章　SRPとは？ ………………………………………………………………………… 6
3章　安全で確実なSRPをするには？ ………………………………………………… 12

第2部　SRPの基本

1章　インスツルメントを使いこなす ………………………………………………… 22
2章　歯肉縁上の状態を把握する　動画① …………………………………………… 32
3章　歯肉縁下の状態を把握する　動画②，③ ……………………………………… 36
4章　根分岐部病変を把握する　動画④ ……………………………………………… 45
5章　鋭利なインスツルメントを使う　動画⑤，⑥ ………………………………… 49
6章　固定の基本 ………………………………………………………………………… 57
7章　作業角度の基本　動画⑦，⑧ …………………………………………………… 61
8章　側方圧の基本 ……………………………………………………………………… 65
9章　ストロークの基本　動画⑨〜⑫ ………………………………………………… 66
10章　手指・手首・前腕の動かし方の基本　動画⑬，⑭ …………………………… 70
11章　適合の基本　動画⑮ ……………………………………………………………… 72

第3部　写真と動画でインスツルメンテーションに挑戦！

1章　SRPをする手順の基本 …………………………………………………………… 78
2章　部位別インスツルメンテーションのコツ　動画⑯〜㊵ ……………………… 86

第4部　ケースプレゼンテーション

CASE 1　前歯部の変化 ………………………………………………………………… 102
CASE 2　臼歯部の変化 ………………………………………………………………… 106

v

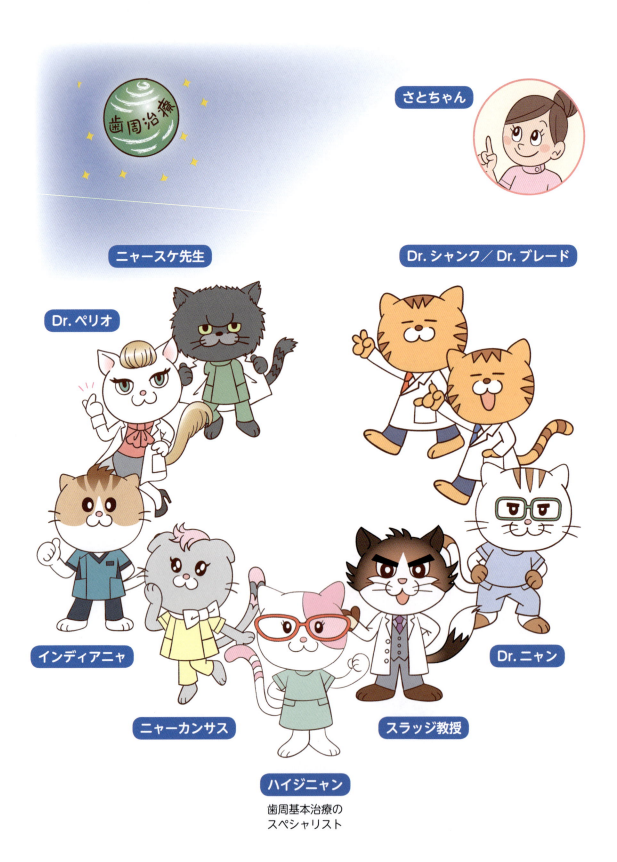

本書に登場するキャラクター

Design／solo　　Illustration／ヨシザキアサコ，青木出版工房，TDL

第1部
歯周治療とSRP

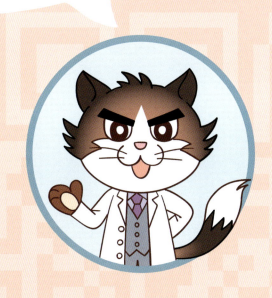

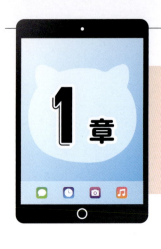

1章 歯周治療ってどういう治療？

　歯周治療は歯周疾患〔歯周組織（歯肉，セメント質，歯根膜，歯槽骨）に起こる疾患〕を治す治療です．歯周疾患は歯周病（ペリオドンタルディジーズ；periodontal disease）ともよばれ，さまざまな分類があります[1]．本書で取り上げるのは，デンタルプラーク（以下，プラーク）中の細菌などが主な原因で生じるプラーク性歯肉炎（以下歯肉炎）と慢性歯周炎（以下，歯周炎）です（図1-1, 2）．

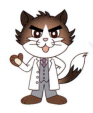

詳しい歯周病の分類は成書で確認しよう．

　歯周病を治す治療の一般的な流れは，医療面接（初診）→歯周病検査→診断・治療計画の立案→歯周基本治療（原因除去療法）→歯周病検査（再評価）→歯周外科治療→歯周病検査（再評価）→口腔機能回復治療→歯周病検査（再評価）→メインテナンスもしくはサポーティブペリオドンタルセラピー（supportive periodontal therapy：SPT，以下SPT）（図1-3）[2)3)4)] となります．

　歯周病が治るというのは病変が治癒すること[5]，歯周組織が臨床的に回復した状態を表します[6]．治癒の基準は，「歯肉の炎症がなくなる」，「ポケットの深さが3mm以下になる」，「プロービング時の出血がなくなる」，「歯の動揺が生理的範囲になる」などがあげられます[6)7)]．

　しかし臨床では，歯周治療を進めて歯周組織のほとんどの部分が健康を回復しても，一部分に4mm以上の歯周ポケットや根分岐部病変，歯の動揺が残ることがあります．そういう場合は，プロービング時の出血がないなどを確認しながら，その部位の病変が活動性でないことを評価して，病状（病態）が安定していると捉えます[7)8)]．

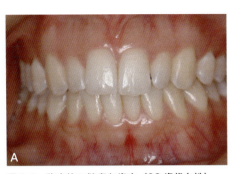
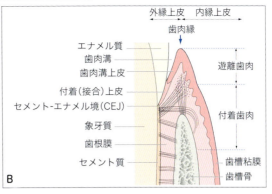

図 1-1　臨床的に健康な歯肉（20歳代女性）
A：口腔内写真，B：歯周組織の模式図

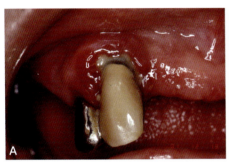
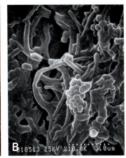

図 1-2　プラーク
A：歯頸部と歯間部に付着しているプラーク，
B：プラークの電子顕微鏡写真（1990年，筆者撮影）

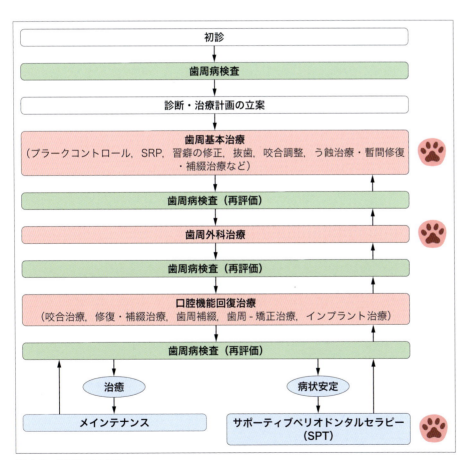

図 1-3　歯周治療の流れ
（沼部幸博，貴島佐和子，土屋和子編著：歯周病を治すSRP　できる歯科衛生士のスキルと知識．デンタルハイジーン別冊，2014．改変）

1章　歯周治療ってどういう治療？

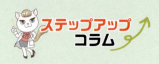

歯肉炎の場合（図1-4）：歯肉に炎症が留まりアタッチメントロスがないので，プラークコントロールによって改善すると，元の健康な状態に「治る」と考えられています[5]．

歯周炎の場合（図1-5）：炎症が歯根膜，歯槽骨，セメント質に広がりアタッチメントロスが生じていて，現状では歯周組織を元の状態と同じように回復させるのは難しいとされています[5,9]．「治癒」や「病状安定」を表す歯周組織の病態に加えて，アタッチメントロスにも着目すると，歯周治療はアタッチメントロスの進行を止めること，その状態のアタッチメントレベル（付着の位置）[10]を長期に維持して再発を防ぐこと，できるだけポケット底の位置が歯冠側へ移動するアタッチメントゲイン（付着の獲得）[10]が生じることを目標にして，歯肉縁上と歯肉縁下のプラークコントロールに取り組むことと捉えることもできます[11,12]（図1-6）．

　歯科衛生士は，治療の基本となる原因除去療法に大きく関わり，患者さんと歯科医師と共に「歯周病（ペリオ）を治す」または「歯周病（ペリオ）を管理する」役割を務めます．本書を手にとった皆さんが取り組むのは，患者さんが行うセルフケアとあわせて，歯周治療の柱となるスケーリング・ルートプレーニング（scaling and root planing：SRP，以下SRP[13]）です．

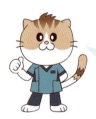

セルフケアについては，
ステップアップ歯科衛生士シリーズ
『歯周病に挑戦！ザ・ブラッシング』を読んでね．

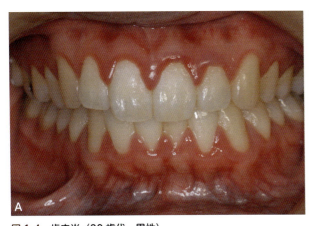

図 1-4　歯肉炎（20歳代，男性）
A：プラークの付着と歯肉の炎症がみられる．
B：歯肉炎の歯周組織の模式図

（加藤 熈：新版 最新歯周病学．医歯薬出版，2014．改変）

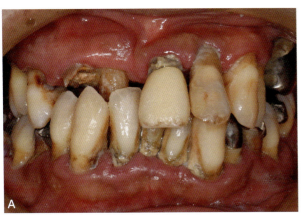

図 1-5　歯周炎（40歳代，男性）
A：歯肉の炎症と歯石の沈着がみられる．
B：歯周炎の歯周組織の模式図．

（加藤 熈：新版 最新歯周病学．医歯薬出版，2014．改変）

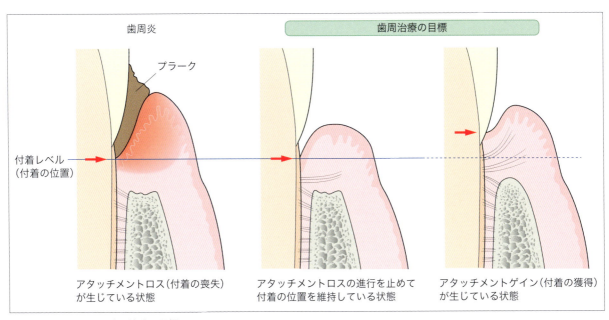

図 1-6　臨床における歯周治療の目標
（池田雅彦：New Concept 治りやすい歯周病と治りにくい歯周病―診断・治療・経過．ヒョーロン・パブリッシャーズ，2001．改変）

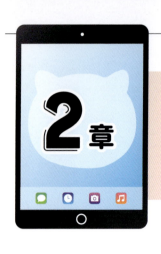

2章 SRPとは？

SRPは，歯石除去を意味するスケーリングと，歯根面（以下，根面）の平滑化を意味するルートプレーニングを合わせた用語の略語[14)15)]で，歯周治療のさまざまな場面で行われます．プラークが石灰化して歯面に沈着した歯石は，歯肉辺縁を境にして「歯肉縁上歯石（以下，縁上歯石）」と「歯肉縁下歯石（以下，縁下歯石）」に分けられます[16)17)]（**図 1-7**）．SRPで歯石を取り除くのは，歯石の表面にプラークが付着すると歯周病を引き起こしたり，歯周病の進行に影響を及ぼすと考えられているためです[17)18)]．

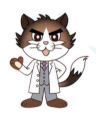

歯石除去のしやすさは，歯面への歯石付着様式[19)]と関係しているので3つの一般的な付着様式を確認しよう．

歯石の付着様式

(1) ペリクルへの付着

(2) 粗糙（そぞう）な歯面への付着

(3) 石灰化した沈着物が歯面に直接付着している様式[19)20)21)]

1．スケーリングについて

プラークが石灰化した歯石の表面は，粗糙で多孔性なためプラークを停滞させたり，増加する温床になります[22)]．歯石の凹凸面に付着したプラークは歯周病の主な原因になるため[21)]，歯肉縁上と歯肉縁下にある歯石はスケーリングを行って，歯面から取り除く必要があります．スケーリングは，歯肉縁よりも歯冠側の歯石除去を行う歯肉縁上スケーリングと，歯肉縁より根尖側，歯肉溝やポケット内の歯石を除去する歯肉縁下スケーリングに区別されます[20)]．

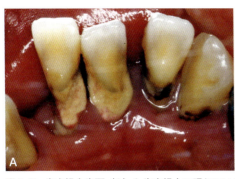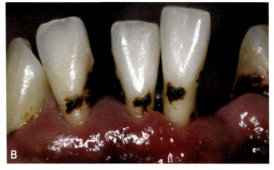

図1-7　歯肉縁上歯石（A）と歯肉縁上に現れている歯肉縁下歯石（B）

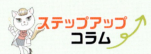 **歯肉縁上と歯肉縁下のスケーリング**

1. 歯肉縁上のスケーリング[23]

　一般的に縁上歯石は，縁下歯石に比べて歯面に強固に付着しておらず，石灰化の程度も低いと考えられています．多量の縁上歯石が歯面に広い範囲で付着している場合は，スケーラーやキュレットなどのハンドインスツルメントだけでなく，超音波スケーラーなどを使うと効率的に除去できます．キュレットには本書で取り上げるグレーシータイプのほかにユニバーサルタイプがあり，軽度から中等度の縁上歯石の除去に用いられます[24,25]．2つのタイプのキュレットをうまく組み合わせると，歯肉縁上の沈着物を除去してから，そのまま歯肉縁下のスケーリングを効率的に行うことが可能になります．また，歯肉辺縁上でのキュレットの操作は直接目で見ながら，適合（p.72）や作業角度の設定（p.61），スケーリングストローク（p.66）を使ったインスツルメンテーション[25]ができるので，歯肉縁下のSRPよりは比較的制限なく行えます．

2. 歯肉縁下のスケーリング[23]

　縁下歯石は一般的には縁上歯石より硬く，時には歯根の粗糙な面に食い込み，強く沈着しているため，取り除くのが難しくなります．歯肉縁下の様子を直接見ることはできないので，スケーリングは歯根の形態を頭に思い描き，触感に頼り，歯肉縁上にあるインスツルメントの頸部の位置を確認しながら行います．

　グレーシータイプのキュレットは，歯肉縁下にある沈着物を除去しやすいデザインになっていますが，周囲にある軟組織に視野を妨げられてインスツルメンテーションが制限されたり，軟組織が傷ついて出血が生じる場合もあります．根面からのインスツルメントの滑脱や歯肉の損傷を避けるには，歯肉縁下にある刃部の切縁（p.23）が鋭利であることや，安定したフィンガーレスト（p.57）を手首前腕運動（p.70）ができる位置に置くことが大切です（詳しくは本書の第2部を参照してください）．

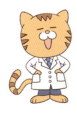

ユニバーサルタイプのキュレットや超音波スケーラーについてはほかの書籍で確認しましょう．

II. ルートプレーニングについて

　歯肉縁下のスケーリングは，一般的に歯周プローブやエキスプローラー（探針）などを使って根面の状態を確かめながら行います．スケーリング後の触診で，根面がざらざらさしていたら，そこに取り残した歯石や病的セメント質が存在するかもしれません[27]．

　臨床では，歯石を除去した後に根面を滑沢にするルートプレーニングを行う場合があり，スケーリングとルートプレーニングは，一般的に連続して行われます．スケーリングの手技（第2部参照）は，ルートプレーニングにもほぼ当てはまり，軽い側方圧（p.65）と長いストローク（p.66）を使って，粗糙な面が「ガラスのような滑らかな面」[28]になるように，徐々に根面の凹凸を平らにします．ルートプレーニング後の根の表面はセメント質が残る時と，象牙質が露出する時がありますが[29]，行き過ぎて過度にセメント質を除去するのは好ましくありません[30]．ルートプレーニングで「生物学的為害性のない根面を作る」[13]には，根面の平らな状態や滑らかな状態を理解している必要があります．抜去歯を観察する機会があれば，歯石が沈着している歯と歯槽骨の中にあった埋伏歯や半埋伏歯を比べて，歯周病が進行した歯の粗糙な根面と，プラークや歯石で汚れていなかった歯の根面の違いを確認してみましょう（図1-8）．

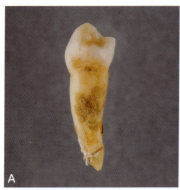 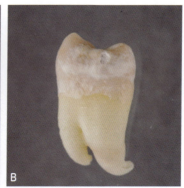

図1-8　歯石が沈着した歯（A）と半埋伏歯（B）の比較

病的セメント質は，汚染セメント質ともよばれます[31]．プラークが歯肉縁下に侵入して根面に付着し，プラーク中のグラム陰性嫌気性桿菌由来のLPS（リポ多糖）がセメント質に浸透した部分で[32]，汚染セメント質がある状態は，歯周ポケットが改善しない原因になります[23]．

LPSは内毒素（エンドトキシン）ともよばれ，強い骨吸収作用や細胞毒性があります[33]．根面にこの成分が表面から浸透している場合は，機械的あるいは化学的に除去することが必要です．

50本の歯根表面を観察したZander（1953）の研究では，歯石の根面への付着には4つの形式があり，歯石と細菌は根面深くまで浸透している場合があると報告されています（図1-9）[34][35]．また，9本の単根歯を対象にしたMoore（1986）らの研究では，LPSは根面の表層に緩く結合していると示唆されました（図1-10）[36][37]．臨床でどちらを参考にするかはそれぞれの判断になりますが，いずれの場合も，歯石の沈着具合や根面の状態を確認して「過剰」にも「不十分」にもならないようにSRPを行いましょう．

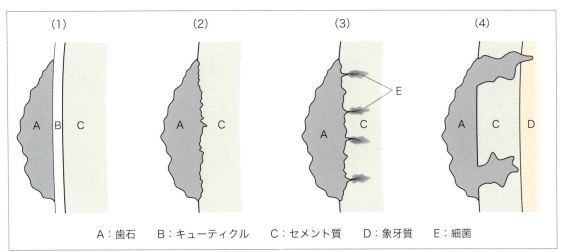

図1-9 歯石の付着様式[38]（Zanderの研究より）
(1) 歯石がキューティクルを介してセメント質に付着している．
(2) 歯石がセメント質の微細な凹凸面上に直接付着している．
(3) 歯石がセメント質内に入り込み，セメント質の表面には歯石基質から細菌の侵入が認められる．
(4) 歯石がセメント質吸収により形成されたアンダーカット部分に入り込み物理的嵌合状態で結合している．
出現頻度は(3)と(4)の混合タイプが多い．

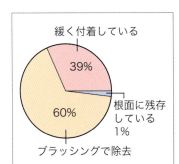

図1-10 歯周病罹患歯の根面のLPSの分布（Mooreらの研究より）[37]
2名の患者さんから歯周病の単根歯9本を抜歯し，その歯を水洗後，1分間エンジン付きのブラシで磨いた結果，99%のLPSが除去された．
（LPSの39%は，水で1分間穏やかに洗浄することで除去でき，60%はゆっくり回転するエンジン付きブラシで1分間磨くことで除去され，根面には1%のLPSが残存した）

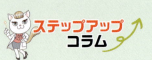

ルートデブライドメントについて

　本書では詳細を割愛しますが，近年，ルートデブライドメントという用語も使われています[23]．ルートデブライドメントは，ガラスのような滑らかな面になるまで根面の表層を削るルートプレーニングとは異なり，過度なセメント質の除去を控えることを重視しています[39]．また，歯周治療では，歯肉縁下の細菌性プラークや歯石，汚染歯根面などを除去することをさします[40) 41)]．

表 1-1　スケーリング・ルートプレーニングの関連用語

用語	内容	同義語
スケーリング (scaling)	・歯面に付着したプラーク，歯石，その他の沈着物を機械的に除去する操作．歯周病の予防や治療の一手段として重要な位置を占め，スケーラーを用いて行われる． ・歯肉辺縁を境に，歯冠側では歯肉縁上スケーリング，根尖側では歯肉縁下スケーリングとよぶ．	歯石除去，除石
歯肉縁上スケーリング (supragingival scaling)	・歯肉辺縁より歯冠側にある歯石を取り除く処置． ・一般に超音波スケーラー，音波スケーラー，シックル型スケーラー，鋭匙型スケーラーを用いて行う．	
歯肉縁下スケーリング (subgingival scaling)	・歯肉縁下，すなわち歯肉溝，歯肉ポケットまたは歯周ポケット内の歯面に沈着する歯石を取り除く処置．超音波スケーラーやキュレット型（鋭匙型）スケーラーがよく用いられる．	
ルートプレーニング (root planing)	・歯石や細菌，その他の代謝産物が入り込んだ粗糙な病的セメント質あるいは象牙質を取り除き，滑沢化すること． ・プラーク，歯石が再び付着することを阻止し，また，生物学的為害性のない根面を作ることによって結合組織性付着，上皮性付着を生じやすくする． ・キュレット型スケーラーと超音波スケーラーなどが用いられる．	歯根面の滑沢化 ルートキュレッタージ
ルートデブライドメント (root debridement)	・歯根面に付着した歯肉縁下プラーク，歯石，および汚染歯根面（病的セメント質）を除去すること．	ルートデブリドメント，ルートデブリドマン，根面デブライドメント

(沼部幸博：「SRP の現在を考える」概念と効果．日歯周誌，56（3）：342-345, 2014. 改変)

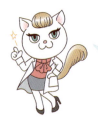

それぞれの用語の違いを 表 1-1 で比較しましょう．
使用するインスツルメントについては，
ほかの書籍で確認してください．

歯周病（ペリオ）を治すには，歯石を取り残さないようにSRPをするのがとても大切ね．

 それはわかったけどー

 実際はどうやってするのかなぁ？

 それは第2部で紹介しよう．

 まずは，SRPをするための準備をしましょう．

 安全で確実なSRPをするには，いくつかの心がけが必要です．

 次の章で解説する事柄は，日々の臨床でとても大切なことを忘れないようになさい．

 はーい！

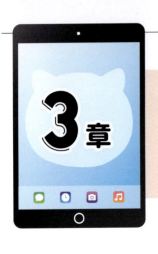

3章 安全で確実なSRPをするには？

I. 感染予防
―感染予防対策，器材の滅菌・消毒・洗浄，管理

　SRPを行ううえで"感染予防"[42]への取り組みはとても大切です．SRPに使用する器材は，術中に血液や体液などが付着し感染性を有します．熱処理に耐えられるインスツルメントは高圧蒸気滅菌[43]が可能です．砥石を含めた使用器材の滅菌・消毒・洗浄は，製造元が推奨する方法を確認しましょう．

　一般的に器具は使用後すみやかに流水で洗浄して（一次処理），その後滅菌処理（最終処理）を行います[43]．器具に付着した感染性物質[44]の除去は，超音波洗浄器で洗浄したあとに流水下で水洗する方法などがあります[45]．

　洗浄した器具は完全に乾燥したあとに，滅菌パックなどを用いて包装し密閉します．その後，滅菌（高圧蒸気滅菌や乾熱滅菌など）を行い，滅菌終了後に保管します[42][43][44][45]．どの工程でもグローブを着用し，手指の損傷を予防しましょう．

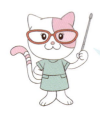

感染予防対策は，
スケーラーやキュレットのシャープニングをする時にも必要です！

II. 筋骨格系障害の予防

　職業性疾患の1つである筋骨格系障害[46]の予防と対応は，SRPをするうえで欠かせない事柄です．筋骨格系障害の症状には指や手首，肩，腰，下肢のしびれや痛みがあり，原因は頭部の前傾や肩を丸める姿勢，前かがみの姿勢，手や手首への過度な負担などがあげられます[47]．SRPをしていて指や手首の痛み，腰痛を感じた時はその原因を考えて，日常生活に支障をきたさないように予防に努めましょう．

　そのためには，仕事をするうえで理想的なポジショニングである，ニュートラルポジション

を保つことが大切です．首，背中，肩，上腕，前腕，手にはそれぞれのニュートラルポジションがあるので[48]，スツール（術者の椅子）に座った状態で，患者さんに対するニュートラルポジションを定めましょう．

術者の基本姿勢[49]

① スツールに深く座った状態で両足が床にしっかりつき，大腿部が床と平行になるようにスツールの高さを調整する（この時足を少し広げると，姿勢が安定する）．
② 背筋を伸ばして，耳が肩の上にくるようにする．
③ 手と肩の力を抜き，手が自然に下がった状態で肘を曲げて，前腕を床と平行にする．
④ 背筋が床に対して垂直で，前腕と大腿部が平行になっていることを確認する（図1-11）．

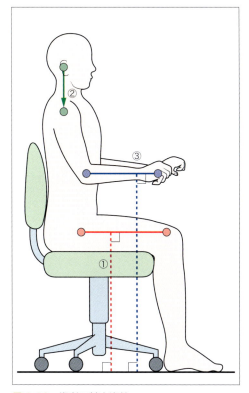

図1-11 術者の基本姿勢

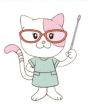

患者さんに対する適切なポジションは，自分の体の負担や疲労を軽減し，健康を維持するためにとても大切です．SRPをする時は，スツールに浅く座りすぎたり，スツールが高かったり，猫背になっていないかなどを確認しましょう．あわせて上体が左右のどちらかに傾いたり，口の中を覗きこむ姿勢にならないように注意します．また，歯科用チェアユニットに着席した患者さんの位置が高すぎるのも好ましくないため，患者さんのポジションにも十分気を配りましょう．

（立澤敦子：Basic グレーシーキュレットテクニック．医歯薬出版，2009．改変）

III. ポジション

1. 患者さんの体位

　患者さんが歯科用チェアユニット（以下，ユニット）でとる体位は，一般的に座位，半座位，仰臥位（水平位），トレンデレンブルグ位が使用されます[50]．SRP は基本的に水平位で行いますが，患者さんの状況（腰痛がある，妊娠している，嚥下反射が低下しているなど）に応じて，立位で行うこともあります[51]．

1）座位（図 1-12）

　患者さんを迎え入れた時の最初の体位．問診をしたり治療終了時に用いる体位です．

2）半座位（図 1-13）

　バックレスト（背もたれ）を水平より少し起こした状態[52]．特定の循環器系疾患や呼吸器系疾患，あるいはめまいなどがある患者さんにこの体位が必要となることがあります[50]．

3）仰臥位（水平位）（図 1-14）

　治療の時に頻用される体位．頭部と心臓の位置が等しい高さにあり，水平の状態となります．

4）トレンデレンブルグ位（図 1-15）

　歯科治療の緊急時にとられる心臓より頭部の位置が低く，足がやや上がった状態です．

2. ユニットの調整とライティング

　ユニットの高さは，患者さんが座りやすいようにやや低めにしておいて，患者さんが座ってからバックレストを倒します．

　次に，患者さんの頭部が安定するように，身体をヘッドレスト（按頭台）とバックレストの上まで移動していただきます．そこから SRP をしやすいように，患者さんの頭部の位置や顔の向きを変え，自分と患者さんとの距離を測りながら，ユニットの高さを自分の肘の高さに合わせて調節しましょう．

　頭上のデンタルライト（以下，ライト）は，口腔内がよく見えるように正しい方向から照射します（図 1-16）．ライトはインスツルメンテーションを妨げない高さに合わせ，上顎・下顎をはっきりと照らす位置から，死角ができないように光を当てます[55]．あわせて，ヘッドマウントライト（頭部装着型のライト）[56]を使って，SRP をする部位を照らすことも可能です．

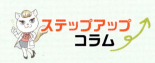

ステップアップコラム 人間工学について

患者さんと自分の身体に負担をかけず安全なSRPをするには，人間工学を意識して適切な姿勢を保つことや，自分と患者さんや機器とのポジション，器具の使い方，時間配分，休憩のとり方などを考えることが大切です．

人間工学の分野では，働きやすい職場や生活しやすい環境を実現するために[53]，器具の形や配置，安全な使い方，作業姿勢のあり方などが研究されています[54]．近年は看護や介護の分野だけでなく，歯科衛生士の仕事にも関わっているので，詳しくは『ウィルキンス 歯科衛生士の臨床 原著第11版』（医歯薬出版）を参照してください．

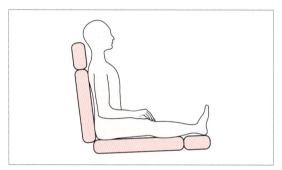

図 1-12 座位

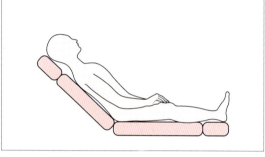

図 1-13 半座位

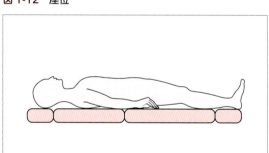

図 1-14 仰臥位（水平位）

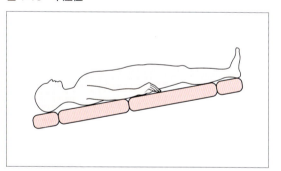

図 1-15 トレンデレンブルグ位

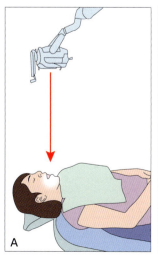
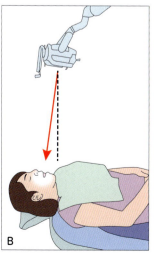

図 1-16 ライティング[55]
A：下顎，B：上顎
（立澤敦子：Basic グレーシーキュレットテクニック．医歯薬出版，2009．改変）

3. 術者のポジション

　患者さんに対する術者の位置は，時計の文字盤の数字に例えて表されるのが一般的です（図1-17）．患者さんの頭部の真上の位置は12時となり，右利きの場合は8時（時には7時）から1時（時には2-3時）の位置からSRPを行います[56)][57)]．

1）患者さんの後方に位置する後方位[58)]：バックポジション（図1-18）

　本書での目安は11時，12時，1時

2）患者さんの側方に位置する側方位[58)]：サイドポジション（図1-19）

　本書での目安は9時，10時

3）患者さんの前方に位置する前方位[58)]：フロントポジション（図1-20）

　本書での目安は7時，8時

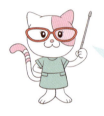

　術者のポジションは書籍によって幅があるので，それぞれの意見を参考にしましょう．左利きの場合のポジションは『目で見るペリオドンタルインスツルメンテーションI ベーシックスキル原著第6版』（医歯薬出版）を参照してください．

V. 患者さんへの配慮

　歯周治療をする際は，患者さんの不安や痛みをできるだけ解消して，治療に伴うストレスを和らげるように配慮しなくてはいけません．SRPを進めるにあたっては，治療内容の説明に加えてメディカルインタビュー（医療面接）[59)]で用いられるカウンセリングのテクニックを使い，患者さんの気持ちを聴き取り，術前や術後の不安を解消するのも1つの方法です．

　また，術中に口を開けていて辛くないか，歯肉や頰粘膜だけではなく唇や顎が痛くないか，唾液の吸引や圧迫止血をする際に呼吸が苦しくないか，SRP後も歯肉の疼痛や象牙質知覚過敏が生じて，ブラッシングや食事がしにくくないかなど，心を配らなくてはいけない事柄はたくさんあります．治療の効率を高めることを意識しすぎて自分本意にならないように，患者さんとコミュニケーションを十分にはかりましょう．

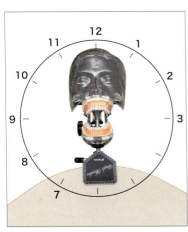
図1-17 ポジショニングの目安

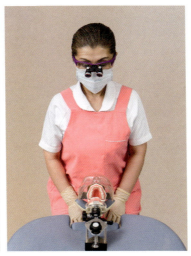
図1-18 バックポジション

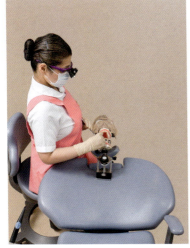
図1-19 サイドポジション

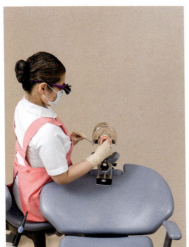
図1-20 フロントポジション

3章 安全で確実なSRPをするには？

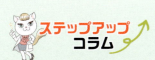

SRPをする位置の選択について

　SRPを行う時は，一般的なポジションを基準にして，一番作業しやすいように自分と患者さんの位置を決めましょう．この時，SRPをする部位にインスツルメントを届かせやすいこと，視野がよいこと，インスツルメントを効果的に動かせること，体に負担がかからないことなどを考えて，自分の位置を柔軟に変更します．また，患者さんのポジションは調整する程度に心がけ，下顎の歯にインスツルメントを到達しやすくする時には顎（オトガイ）を引く，上顎の歯の場合は顎を上げるなどを患者さんに伝え，必要に応じて患者さんの頭部を右や左に向けたりすることが大切です．

参考文献

第 1 部

1) 特定非営利活動法人日本歯周病学会編：歯周治療の指針 2015. 医歯薬出版，東京，2016，8.
2) 沼部幸博，貴島佐和子，土屋和子編著：歯周病を治す SRP できる歯科衛生士のスキルと知識．デンタルハイジーン別冊，2014，8-9.
3) 特定非営利活動法人日本歯周病学会編：歯周病の検査・診断・治療計画の指針 2008，医歯薬出版，東京，2008，9-13.
4) 特定非営利活動法人日本歯周病学会編：歯周治療の指針 2015. 医歯薬出版，東京，2016，18-21.
5) 野口俊英，林潤一郎：慢性疾患としての歯周病へのアプローチ—患者さんの生涯にわたる QOL に貢献 するために．医歯薬出版，東京，2014，2-5.
6) 特定非営利活動法人日本歯周病学会編：歯周病学用語集 第 3 版．医歯薬出版，東京，2019，66.
7) 沼部幸博：歯周病学サイドリーダー 第 3 版．学建書院，東京，2008，66-67.
8) 特定非営利活動法人日本歯周病学会編：歯周病学用語集 第 3 版．医歯薬出版，東京，2019，77.
9) Herbert F.Wolf, Edith M. Rateitschak, Klaus H.Rateitschak/ 日本臨床歯周病学会（翻訳・監修）：ラタイチャークアトラス歯周病学 第 3 版．末永書店，京都，2008，204.
10) 特定非営利活動法人日本歯周病学会編：歯周病学用語集 第 3 版．医歯薬出版，東京，2013，2.
11) 池田雅彦：New Concept 治りやすい歯周病と治りにくい歯周病 - 診断・治療・経過．ヒョーロン・パブリッシャーズ，東京，2001，14-16.
12) 池田雅彦，佐藤昌美，鴨原康子：成功する歯周病治療 - 歯科衛生士何する？どうする？医歯薬出版，東京，2003，1-3.
13) 特定非営利活動法人日本歯周病学会編：歯周病学用語集 第 3 版．医歯薬出版，東京，2019，56，95.
14) 沼部幸博，貴島佐和子，土屋和子編著：歯周病を治す SRP できる歯科衛生士のスキルと知識．デンタルハイジーン別冊，2014，10-14.
15) 野村正子：SRP に使用する器具．日歯周誌 56（4）：463-465，2014.
16) 特定非営利活動法人日本歯周病学会編：歯周病学用語集 第 3 版．医歯薬出版，東京，2019，47.
17) Paul A. Levi, Jr.Robert J. Rudy, Y. Natalie Jeong, Daniel K. Coleman/ 和泉雄一，長澤敏行，木下淳博，青木 章（監訳）：歯科医師・歯科衛生士のための Clinical Handbook 非外科治療による歯周病コントロール．医歯薬出版，東京，2018，46-48.
18) 沼部幸博，齋藤 淳，梅田誠編：歯科衛生士講座歯周病学歯周療学 第 3 版．末永書店，京都，2016，31.
19) Jill S.Nield-Gehrig/ 和泉雄一，吉田直美，小森朋栄（監訳），小原由紀，河野章江（訳）：目で見るペリオドンタルインスツルメンテーション III デブライドメント原著第 6 版．医歯薬出版，東京，2009，102-103.
20) Paul A. Levi, Jr.Robert J. Rudy, Y. Natalie Jeong, Daniel K. Coleman/ 和泉雄一，長澤敏行，木下淳博，青木 章（監訳）：歯科医師・歯科衛生士のための Clinical Handbook 非外科治療による歯周病コントロール．医歯薬出版，東京，2018，148-149.
21) Esther M. Wilkins/ 遠藤圭子，中垣晴男，西真紀子，眞木吉信，松井恭平，山根 瞳，若林則幸（監訳）：ウィルキンス歯科衛生士の臨床 原著第 11 版．医歯薬出版，東京，2015，275.
22) 沼部幸博（監修），伊藤 弘，藤橋 弘，安生朝子，長谷ますみ，田島菜穂子，風見健一：歯科衛生士臨床のための Quint Study Club プロフェッショナルケア編 1 新人歯科衛生士のためのペリオドンタルインスツルメンテーション ハンド＆超音波スケーラーの基本操作とシャープニングテクニック．クインテッセンス出版，東京，2008，13-16.
23) 沼部幸博：「SRP の現在を考える」概念と効果日歯周誌 56（3）：342-345，2014.
24) Jill S.Nield-Gehrig/ 和泉雄一，吉田直美，小森朋栄 監訳 / 小原由紀・河野章江訳：目で見るペリオドンタルインスツルメンテーション III デブライドメント原著第 6 版．医歯薬出版，東京，

25) Anna Matsuishi Pattison, Gordon L. Pattison/ 勝山 茂，伊藤公一（監訳）：ペリオドンタルインスツルメンテーション．医歯薬出版，東京，1994，137-138.
26) Esther M. Wilkins/ 遠藤圭子，中垣晴男，西真紀子，眞木吉信，松井恭平，山根瞳，若林則幸（監訳）：ウィルキンス歯科衛生士の臨床 原著第 11 版．医歯薬出版，東京，2015，559-571.
27) 鴨井久一，仲谷 寛：ルートプレーニングの臨床 - その理論とテクニック -．学建書院，東京，1991，63.
28) Anna Matsuishi Pattison, Gordon L. Pattison/ 勝山 茂，伊藤公一（監訳）：ペリオドンタルインスツルメンテーション．医歯薬出版，東京，1994，110-111.
29) Paul A. Levi, Jr.Robert J. Rudy, Y. Natalie Jeong, Daniel K. Coleman/ 和泉雄一，長澤敏行，木下淳博・青木 章（監訳）：歯科医師・歯科衛生士のための Clinical Handbook 非外科治療による歯周病コントロール．医歯薬出版，東京，2018，149-151.
30) 特定非営利活動法人日本歯周病学会編：歯周治療の指針 2015. 医歯薬出版，東京，2016，92.
31) 加藤 熙編著：歯科衛生士のための最新歯周病学．医歯薬出版，東京，2018，118.
32) 沼部幸博，貴島佐和子，土屋和子編著：歯周病を治す SRP できる歯科衛生士のスキルと知識．デンタルハイジーン別冊，2014，12-13.
33) 特定非営利活動法人日本歯周病学会編：歯周病学用語集第 3 版．医歯薬出版，東京，2019，94.
34) Zander HA：The attachment of calculus to root surface. J Periodontol, 24：16, 1953.
35) 今川与曹，石川 純：臨床歯周病学．医歯薬出版，東京，1968，110.
36) Moore J, Wilson M, Kieser JB：The distribution of bacterial lipopolysaccharide（endotox-in）in relation to periodontally involved root surfaces. J Clin Periodontol, 13（8）：748-751, 1986.
37) 関野 愉，小牧令二：歯周病学の迷信と真実その論文の解釈は正しいか？クインテッセンス出版，東京，2012，32-33.
38) 山岸貴美恵編：すぐ役立つスケーリング・ルートプレーニング．デンタルハイジーン別冊，1997，16-17.
39) Sherry Burns/ 熊谷 崇（校閲）：シェリー・バーンズのペリオ急行へようこそ！- 非外科的歯周治療ガイド -．医歯 薬出版，東京，2004，54-55.
40) 特定非営利活動法人日本歯周病学会編：歯周治療の指針 2015. 医歯薬出版，東京，2016，38.
41) 特定非営利活動法人日本歯周病学会編：歯周病学用語集第 3 版．医歯薬出版，東京，2019，67.
42) Esther M. Wilkins/ 石川達也（校閲），布施祐二，眞木吉信，松井恭平，松崎 晃（監訳）：歯科衛生士の臨床 原著第 9 版．医歯薬出版，東京，2008，68-88.
43) 全国歯科衛生士教育協議会監修：申 基喆ほか：最新歯科衛生士教本 歯周病学 第 2 版．医歯薬出版，東京，2015，196-197.
44) Sherry Burns：熊谷 崇（校閲）：シェリー・バーンズのペリオ急行へようこそ！- 非外科的歯周治療ガイド -．医歯薬出版，東京，2004，86-92.
45) Esther M. Wilkins/ 遠藤圭子，中垣晴男，西真紀子，眞木吉信，松井恭平，山根 瞳，若林則幸（監訳）：ウィルキンス歯科衛生士の臨床 原著第 11 版．医歯薬出版，東京，2015，70-76.
46) 佐々木妙子：歯科衛生士のためのクリニカルインストルメンテーション．クインテッセンス出版，東京，2005，58-60.
47) Esther M. Wilkins/ 遠藤圭子，中垣晴男，西真紀子，眞木吉信，松井恭平，山根 瞳，若林則幸（監訳）：ウィルキンス歯科衛生士の臨床 原著第 11 版．医歯薬出版，東京，2015，88-90.
48) Jill S.Nield-Gehrig/ 吉田直美・小森朋栄（監訳）堀江明子，富田裕子（訳）：目で見るペリオドンタルインスツルメンテーション I ベーシックスキル原著第 6 版．医歯薬出版，東京，2009，14-16.
49) 立澤敦子：Basic グレーシーキュレットテクニック．医歯薬出版，東京，2009，20.
50) Esther M. Wilkins：遠藤圭子，中垣晴男，西真紀子，眞木吉信，松井恭平，山根 瞳，若林則幸（監訳）：ウィルキンス歯科衛生士の臨床 原著第 11 版．医歯薬出版，東京，2015，84-85.
51) 立澤敦子：Basic グレーシーキュレットテクニック．医歯薬出版，

東京，2009，21.

52) Paul A. Levi, Jr.Robert J. Rudy, Y. Natalie Jeong, Daniel K. Coleman/ 和泉雄一，長澤敏行，木下淳博，青木 章（監訳）：歯科医師・歯科衛生士のための Clinical Handbook 非外科治療による歯周病コントロール. 医歯薬出版，東京，2018，78-79.

53) 小川鑛一：イラストで学ぶ看護人間工学. 東京電機大学出版局，東京，2008，1-2.

54) 小川鑛一，佐々木妙子：歯科衛生士のための人間工学入門～患者さんと自分のからだを守る～12) モーションと人間 工学. デンタルハイジーン，32（12）：1304，2012.

55) 立澤敦子：Basic グレーシーキュレットテクニック. 医歯薬出版，東京，2009，23.

56) Paul A. Levi, Jr.Robert J. Rudy, Y. Natalie Jeong, Daniel K. Coleman 著和泉雄一，長澤敏行，木下淳博，青木章 監訳 ：歯科医師・歯科衛生士のための Clinical Handbook 非外科治療による歯周病コントロール. 医歯薬出版，東京，2018，80-81.

57) Esther M. Wilkins：遠藤圭子，中垣晴男，西真紀子，眞木吉信，松井恭平，山根 瞳，若林則幸（監訳）：ウィルキンス歯科衛生士の臨床 原著第 11 版. 医歯薬出版，東京，2015，86.

58) Anna Matsuishi Pattison, Gordon L. Pattison：勝山 茂，伊藤公一（監訳）：ペリオドンタルインスツルメンテーション. 医歯薬出版，東京，1994，187.

59) Cole SA, Bird J：飯島克巳，佐々木将人（訳）：メディカルインタビュー三つの機能モデルによるアプローチ 第 2 版. メディカル・サイエンス・インターナショナル，東京，2003，3-15.

参考文献

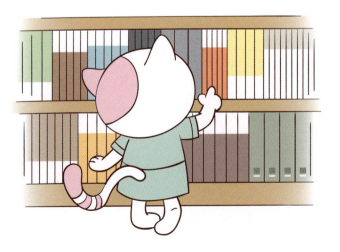

第2部
SRPの基本

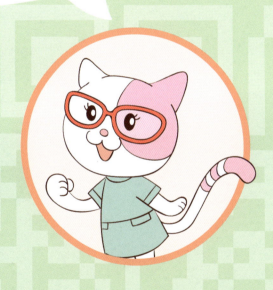

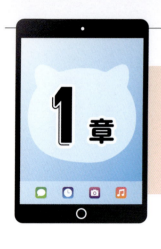

1章 インスツルメントを使いこなす

I. グレーシーキュレット

　SRPに使用する器具には，ハンドインスツルメントや超音波スケーラー，エアスケーラーなどがあります[1)2)]．ハンドインスツルメントにもさまざまな種類がありますが，本書では"歯科衛生士のキュレット"とよばれるグレーシータイプを取り上げます[1)]．以下，本書でのキュレットはグレーシータイプをさし，主に株式会社YDM（以下，YDM）のキュレットを使います．

1．キュレットの構造と各部の名称

1）把柄部（ハンドル）（図2-1）

　キュレットを把持する部分です．指や手，手首，腕や肩に負担をかけずに使えるように，材質や重さ，把持部の直径はいくつかの種類があります．自分の指の長さや筋肉の緊張具合，扱いやすさなどを考えて，使いやすいものを選びましょう[3)]．

2）頸部（シャンク）（図2-2，2-3）

　把柄部と刃部を連結する部分です．頸部の彎曲は各キュレットによって異なります．頸部に角度が付いているのは，歯冠や根面に刃部を届かせやすくするためです．頸部は1カ所か，あるいはそれ以上の部位で屈曲しています[4)]．前者は単屈曲，後者は複屈曲のデザインです．
　一般的に主に前歯部で使用するキュレットの頸部は短くて屈曲が小さく，臼歯部用の頸部は長く立体的に屈曲しています[5)6)]．
　頸部には，機能的シャンク（作業部を歯面に適応させることを可能にする一部分）が含まれます．第1シャンクは，作業部に最も近い機能的シャンクの一部で，ターミナルシャンクともいい，各キュレットの第1シャンクに注目するとSRPやシャープニングがしやすくなります[7)]（p.51）．機能的シャンクの詳細については，『目で見るペリオドンタルインスツルメンテーションⅠベーシックスキル原著第6版』（医歯薬出版）を参照してください．

3）作業部（刃部）（図2-4）

作業を行う部分で刃部ともいいます[8]．刃部にはフェイス（上面），側面（ラテラルサーフェイス），背面（バック）があります[8]．第1シャンクとつながる根元はヒール（かかと），先端はトウ（つま先）とよびます[9)10)]．根面に接する部分が切縁，反対側は非切縁です．

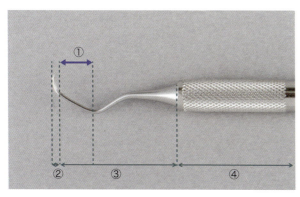

図2-1 キュレットスケーラーの各部の構造
①第1シャンク（ローワーシャンク），②刃部（ブレード），③頸部（シャンク），④把柄部（ハンドル）

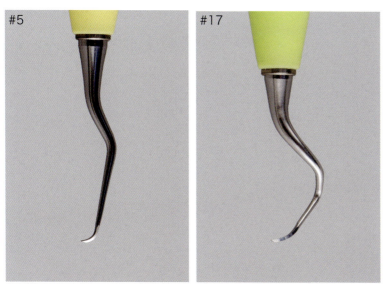

図2-2 単屈曲の頸部　　図2-3 複屈曲の頸部

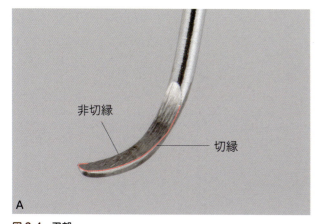
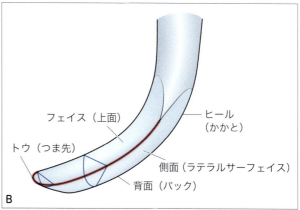

図2-4 刃部
A：横から見た刃部の写真，B：横から見た刃部の模式図

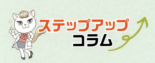 ## 刃部について

（1）刃部を正面から見る～側面と先端

刃部を正面から見ると第1シャンクに対してフェイスが傾いています．キュレットのフェイスと第1シャンクがなす角度は110°と70°になり，切縁になる側に70°の角度が付いています[11]．

刃部を上から見ると第1シャンクから続く側面は直線に見え[12]，先端は丸い面になっています[9,13]（図2-5）．

（2）刃部を横から見る～切縁と非切縁

刃部の形は，スプーン状で先端が丸くなっています[14]．断面の形はほぼ半円形で，フェイスと側面が一線で交わり形成される切縁の角度は70°～80°です[8,15]．刃部は第1シャンク寄り1/3，中央部1/3，先端寄り1/3の3つに分けられます[9,16,17]．切縁はヒールからトウへつながり，トウをまわりこみ反対側の非切縁まで続いています[18,19]（図2-6）．

（3）刃部の断面を見る[20]～切縁の角度

刃部の厚みは先端付近から徐々に変化するため，一般的に側面の切縁の角度は約70°，先端の切縁の角度は約45°になります[9,18]（図2-7）．

※側面と先端の切縁は各製造メーカーによって70°～80°の範囲で製造されています[21]

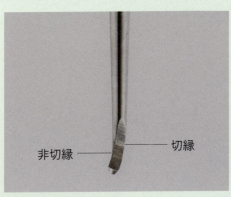

図2-5 刃部を正面から見る

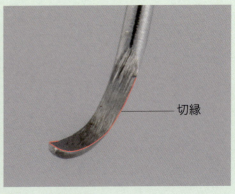

図2-6 刃部の切縁

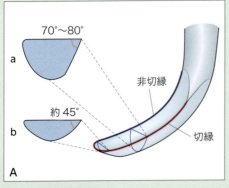
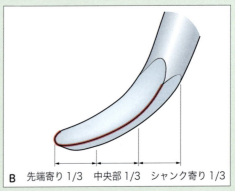

図2-7 刃部の模式図
A：a；側面の切縁（70°～80°），b；先端の切縁（45°）
B：切縁の区分

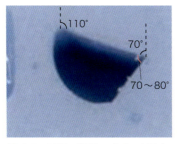

図 2-8 刃部の断面のデジタル写真
（松井恭平先生のご厚意による）

松井ら（2012）の研究によると，刃部先端から2mmの位置の断面は，側面が大きな部分を占めています．また，切縁の角度は，メーカー別の製造過程によって若干の差があることも報告されています（図 2-8）[22]．

2. 特徴

大きな特徴は，第1シャンクに対して刃部のフェイスが傾斜していること，頸部が屈曲し，背面が丸く処理されていることが挙げられます[23]．深い歯周ポケットのある根面に届かせやすいように考案された[24] 形態的特徴（図 2-8，9）を理解して使うことで，効果的な SRP ができるようになります．

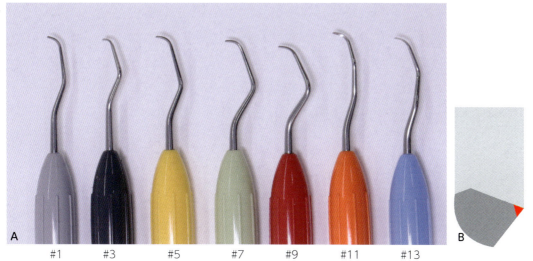

図 2-9 グレーシーキュレットのシリーズの一部（A：白水貿易株式会社提供）と断面図（B：YDM 提供）
LM グレーシーキュレットは第1シャンクに対する刃部の傾きが 70°で製作されています．

1) 部位特定型[1]

各キュレットを，それぞれ特定の歯や根面にのみ用い使い分けます．

オリジナルグレーシーキュレットは，左右対称のキュレットが7対で1組になっていて，#1〜#14の番号がついています[24]（図2-9）．また，各キュレットによって使用する部位が，歯種ごと，歯面ごと（前歯部，前歯部と小臼歯部，臼歯部の頬側・舌側面，臼歯部の近心面，臼歯部の遠心面）に決まっています[1,9,10]．

2) 刃部が傾いている

刃部のフェイスは，第1シャンクに対して一方が110°，他方が70°に傾いています（図2-10，11）．これをオフセットブレード（傾斜している刃）といいます[10,26]．第1シャンクに対する刃部のフェイスの角度は，前歯部用，小臼歯部用，臼歯部用いずれも同じです．

SRPをする時は，第1シャンクが歯の軸に対して平行な位置にあるのを目安にします．

3) 刃部の片側のみに切縁がある

切縁は片側のみにあり[1]，第1シャンクに対して傾いたフェイスを見て，低い位置にあるのが切縁です（図2-12）[25]．キュレットは両頭のインスツルメントなので，切縁と非切縁を見分ける時は，把柄部を自分の体に対してまっすぐに把持し，床面（以下，床）に位置するほうの刃部の先端を自分側に向け直視しましょう．その時，奇数番号のキュレットの切縁は右側，偶数番号のキュレットの切縁は左側になります（図2-13，14）[10]．

複屈曲[4]の頸部のキュレットは，第1シャンクを床に対して垂直（90°）にすると，切縁を確認しやすくなります[26]．

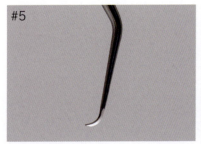
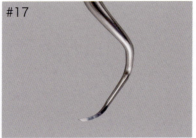
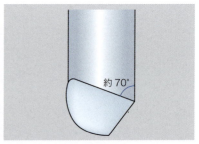

図2-10 第1シャンクに対する刃部のフェイスの傾き：約70°
#5：前歯部と小臼歯部用
#17：臼歯部の遠心用

図2-11 刃部の断面図

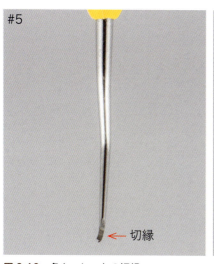 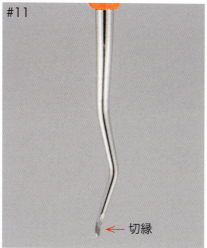 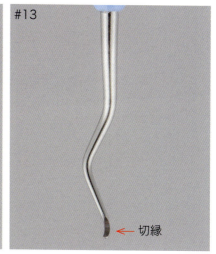

図2-12 各キュレットの切縁

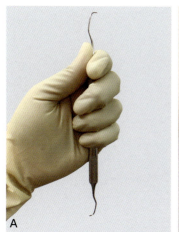 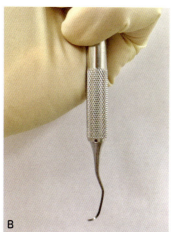

図2-13 刃部の切縁の見分け方
刃部の先端を自分側に向けて直視する．

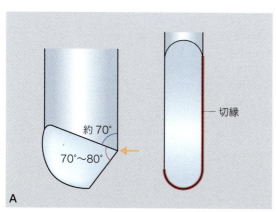 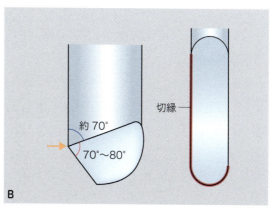

図2-14 キュレットの切縁
刃部の先端を自分側に向けた時に，奇数番号の切縁は右側にある（A），偶数番号の切縁は左側にある（B）．

1章 インスツルメントを使いこなす

#5と#13の頸部の形は違うけど，どうやって刃部の傾きを確認するの？

それぞれの第1シャンクに注目してください．

刃部の傾きを見やすくするために，第1シャンクを床に対して垂直にしましょう（図 2-15）．

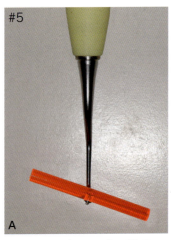
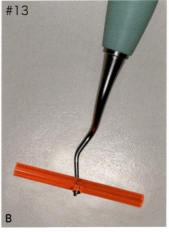

図 2-15　マグネットゲージ使用
刃部の傾きを確認するためにフェイスにのせて使用している．

ほんとだ！第1シャンクを床に垂直（90°）にすると，フェイスの低いほうがわかりやすくなるのね！

3. 持ち方

　キュレットは執筆状変法[27)]で把持します（図 2-16）．執筆状変法は，口腔内でインスツルメントを安定して動かしながら，細かいコントロールがしやすく，触覚を手指でとらえやすい持ち方です．

　基本は，把持部と頸部の移行部を親指（第1指）と人差し指（第2指）で挟み，中指（第3指）の指の腹を頸部に置きます．この時，指先ではなく，指の腹でインスツルメントを把持するようにしましょう．薬指（第4指）は，頸部に置いた中指に添えてほかの指の前に出します．また，小指（第5指）は，薬指の近くに置いて力を入れないようにします．

SRPをする部位によって，キュレットを持つ指の位置は変化し，人差し指と親指のつけ根あたりに置く把持部の位置もやや移動します．また，手のひらは下向きや上向きになります[28]（図2-17）．歯の形態や位置，動揺の大きさ，歯肉溝や歯周ポケットの深さ，修復物・補綴装置の状態，患者さんが開口できる範囲，頬粘膜の厚みや強さなど，それぞれの状況に応じて持ち方を調整しましょう．

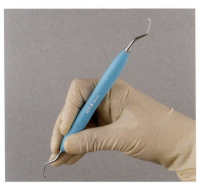

図 2-16 執筆状変法

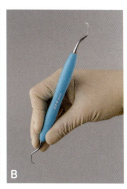

図 2-17 把持部の位置の変化
A：パームダウンポジション

II．その他のインスツルメント

SRPをする時は，キュレットのほかにピンセットやデンタルミラー（以下，ミラー），エキスプローラー（探針），歯周プローブなどの各種インスツルメントを使います．本書ではミラーと歯周プローブについて確認します（図2-18）．

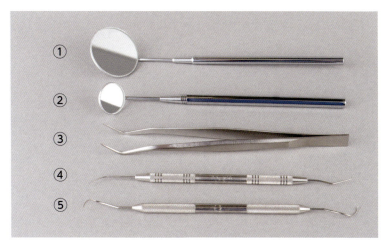

図 2-18 各種インスツルメント
①②デンタルミラー
③ピンセット
④エキスプローラー
⑤ファーケーションプローブ

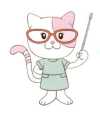

エキスプローラーは歯石沈着物，歯面の粗糙，辺縁の不適合，う蝕病変を探知するために使用するインスツルメントです[29]．

1章 インスツルメントを使いこなす

1. ミラー

ミラーは，鏡視，排除，明視などのために使用します[30]．ミラーをうまく利用すると，直視できない部位を含めて，口腔内全体を無理なく観察することができます．

本書ではそれぞれの目的を簡単に説明するので，基本的なミラー操作の方法は各書籍で確認し，う蝕や歯石などを見逃さないように使いこなしましょう[31]．

1）鏡視

ミラーを使って直接見ることのできない部位や口腔内を見て，ミラーに写る間接像を観察します．

2）排除

ミラーのヘッド部分で頰粘膜や口唇を牽引したり，舌を圧排して軟組織の損傷を防ぎ，インスツルメンテーション中の視野と操作スペースを確保します．

3）明視

ミラーでライトの光を暗い歯面に反射させて，光が当たりにくい部位を明るくします[30]．

2. 歯周プローブ（図 2-19）

歯周プローブ（以下，プローブ）は，歯周組織の健康状態を評価するのに用いる，細長いアセスメント用インスツルメントです．先端が丸く棒状の作業部で，さまざまなデザインがありますが[29]，本書ではYDMの#2を使っています．

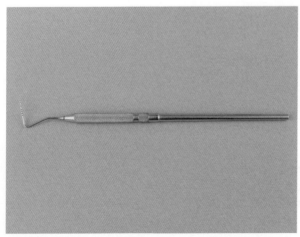

図 2-19　歯周プローブ

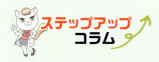 ## アセスメントインスツルメント[29]の持ち方について

　インスツルメントの各部は把持部（ハンドル），頸部（シャンク），作業部（ワーキングエンド）で構成されています[32]．基本的には作業部のコントロールがしやすく，触覚が伝わりやすい執筆状変法で把持し，人差し指と親指で把持部を持って，頸部に中指を軽く置きます．薬指はインスツルメントを把持するほかの指よりもやや前に出して位置づけ，小指は薬指の近くに添えましょう．

　大事なのは，インスツルメントを挟む指先や指の腹に強く力を入れすぎないことです．把持部を強く持ちすぎると，作業部から伝わる金属の振動の触知が難しくなります．また，薬指はできるだけまっすぐにして，しならせすぎないように気をつけます．小指が薬指から離れている時は，余分な力が入って緊張しているサインなので注意しましょう．

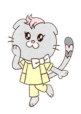

グローブの装着方法やエキスプローラー，ほかの器具の使い方は既刊の書籍を参考にしてね！

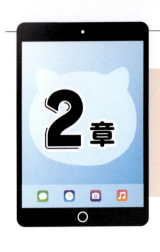
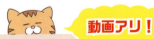

2章 歯肉縁上の状態を把握する

患者さんを観察する時は，臨床的に健康で正常な状態が病的に変化しているのを見つけることが大切です．歯肉縁上を見て得られる情報には，歯と歯肉，その他の口腔内軟組織の位置，色，大きさ，形，性状などがあげられます[33]（図2-20）．

また，口腔内の修復物あるいは補綴装置，顔貌の様子やデンタルエックス線写真（以下，エックス線写真）の観察も必要です．見た目とともに，可動性や硬さ，柔軟性などを手指の感覚で捉えた情報も重要になります．

I. 観察①

歯肉縁上の観察では，視診や触診による歯肉の状態（色，大きさ，形，硬さ，表面性状，歯肉の退縮，付着歯肉の幅，バイオタイプが薄いか厚いか）[34] やう蝕の有無，歯の動揺，プラークの付着・歯石の沈着，さらには歯肉からの出血や排膿などを確認します．縁上歯石については，硬さや厚み，付着している範囲や量などに注目して，ミラーを使用したり，エアシリンジで圧搾空気[35]をやさしく吹きかけながら，見落としがないように観察しましょう（図2-21）．

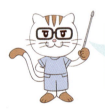

縁上歯石は，唾液腺の導管が開口する付近によく見られると考えられているので，唾液の色や性状，量にも注目しよう[36,37]．

II. 観察②

口腔粘膜の様子と一緒に，歯列や咬合状態，修復物や補綴装置の形態などを観察します（図2-22）．患者さんによって，歯の植立方向や残存歯の本数，修復物や補綴装置の状態はさまざまなため，それぞれの歯の傾斜や捻転，転移している方向を確認します．あわせて，口が開く範囲，舌の大きさや舌圧，頰粘膜の緊張具合などのチェックも怠らないようにしましょう．

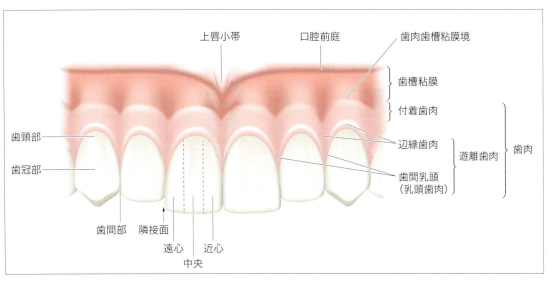

図 2-20　上顎前歯部の構造と名称

（加藤 熙：新版 最新歯周病学．医歯薬出版，2014．改変）

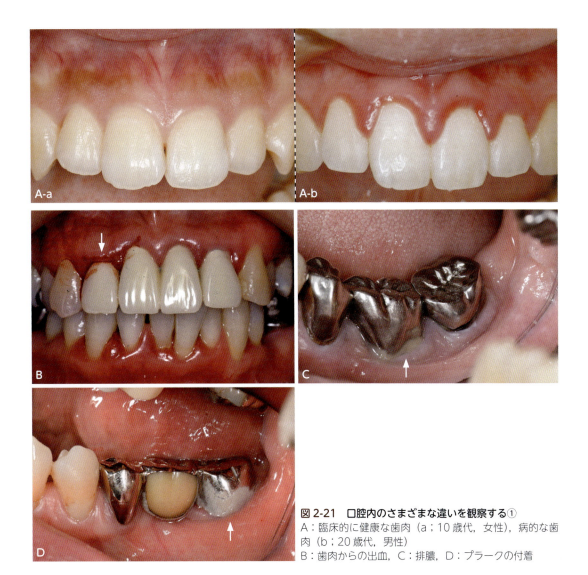

図 2-21　口腔内のさまざまな違いを観察する①
A：臨床的に健康な歯肉（a；10歳代，女性），病的な歯肉（b；20歳代，男性）
B：歯肉からの出血，C：排膿，D：プラークの付着

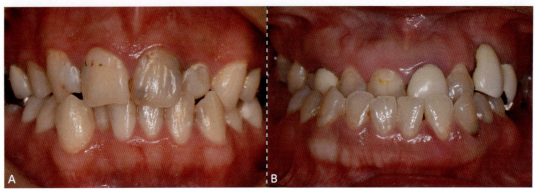

図 2-22　口腔内のさまざまな違いを観察する②
A：歯の位置，B：咬合関係

Ⅲ. 評価

　患者さんの口腔清掃状態を評価する時は，一般的にプラークを染色して付着する部位や量を確認する方法[38]が用いられますが，本書ではプローブを使った歯肉の炎症の評価の仕方を紹介します．

　この方法は，歯肉炎指数（Gingival Index：GI）を検査する手順を応用し[39]，プローブの先端で歯肉溝あるいはポケット入口付近を軽く擦り[40]，歯肉から出血の有無を確認します（図 2-23）．プローブの使い方は，ウォーキングストローク（p.38）とは異なり（図 2-24）[41]，プローブを歯の周囲に沿って軽い圧を加えながら，軟組織の内壁を滑らせるように擦過します．プローブで歯肉を触り出血がない場合は，適切なセルフケアがされていると評価します．しかし，出血がある場合は，その部位の口腔清掃状態がよくても，日常的にプラークが付着している可能性があるので，モチベーションの確認やブラッシングテクニックの見直しを行いましょう[42]．

動画①　　プローブの操作方法 1
　　　　プローブで歯肉を触り，歯肉辺縁部からの出血反応を確認する．

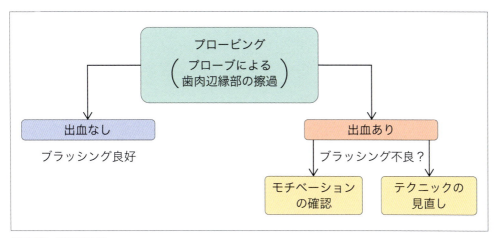

図 2-23 評価の方法

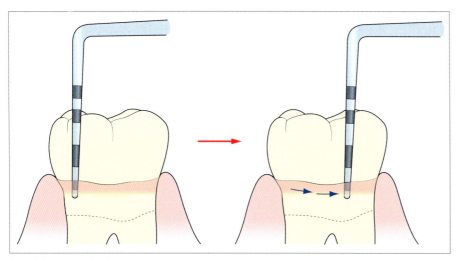

図 2-24 プローブの使い方
出血を評価する時のプローブのストローク．点線は歯周組織の付着レベルを表す．
(Esther M.Wilkins/ 遠藤圭子，中垣晴男，西 真紀子，眞木吉信，松井恭平，山根 瞳，若林則幸（監訳）：ウィルキンス歯科衛生士の臨床原著第 11 版．医歯薬出版，2015. 改変)

ステップアップコラム 口腔内以外の観察について

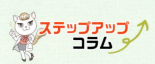

　口腔内だけではなく，患者さんの歩き方や姿勢，動き，顔貌，バイタルサイン[43]などを観察して，全身的既往歴，歯科的既往歴，口腔習癖やセルフケアを含む生活習慣を確認することは，とても重要です．

　あわせて，患者さんが抱える訴え（主訴や要望）を聴きとる時は，"こころの声"に耳を傾け，いつも患者さんの言動に興味をもちましょう．

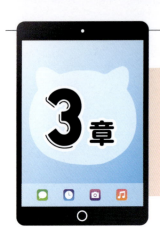
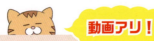

3章 歯肉縁下の状態を把握する

SRPをするには，通常は直接目で見ることはできない歯肉縁下の状況を，プロービングや歯肉縁下を探知して把握する必要があります．アセスメント用インスツルメント[29]を使って得られるのは，根面に沈着した歯石（硬さや大きさ，沈着する位置と範囲など），根面の粗糙さ，歯根の形態，不適合な修復物辺縁，う蝕病変（以下，う蝕）などについての情報です[44]．

歯肉縁下の状態は，視診で得られた情報（p.32）と手指の感覚で捉えた触覚からの情報，一般的にはエックス線写真を参考にして把握しますが，本書では，プロービングデプスの測定[45][46]，根面の探知，さらに歯肉縁下の状態を推察することについて解説します．たくさんの情報から想像力を働かせて，歯肉縁下の状態を立体的に思い描きましょう．

I．測定する

歯周プローブ（以下，プローブ）は，プロービングデプスの測定や歯肉退縮の評価，付着歯肉幅の計測をする時などに使うインスツルメントです．そのほかにも，プロービング時の出血や根分岐部病変の確認，歯石の探知や歯面の評価，さらには歯根の形態，骨欠損や骨の構造についての情報を得るなど，さまざまな用途があります[45]．

1．プロービングについて

プロービングは，プローブで歯肉溝やポケット内を探索することをいい[47]歯周組織の健康状態を評価するために行います[48]．臨床では一般的にプローブを使って歯肉辺縁部から歯肉溝底部またはポケット底部までの距離を測定し，この測定値をプロービングポケットデプス（probing pocket depth：PPDまたはPD）とよびます[49]．また，プロービングには，歯軸

と平行に上下的に動作する垂直的プロービングと，根分岐部病変部において頰舌側から挿入する水平的プロービングがあります[47]．

臨床的に正常な歯肉溝の深さは1〜3mmですが，健康な歯肉溝は病変によって病的に深くなります．また，病的な歯肉溝であるポケットは，歯肉ポケットと歯周ポケットに分けられます[50)51)52]．

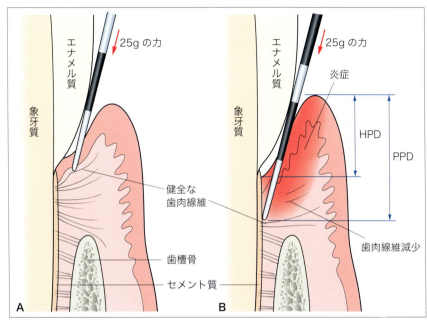

図2-25 組織学的ポケット深さ[53]と臨床的ポケット深さ
A：炎症のない歯肉，B：炎症の強い歯肉
PPD：臨床的ポケット深さ（プロービングポケットデプス，クリニカルポケットデプス）
HPD：組織学的ポケット深さ（ヒストロジカルポケットデプス）

（加藤 熈編著：歯科衛生士のための最新歯周病学．医歯薬出版，2018．より）

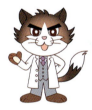

実際の解剖学的ポケット深さと，プローブで測定したポケット深さ（図2-25）は，それぞれ組織学的ポケット深さと臨床的ポケット深さに区別されているので調べてみよう[54)55]．

2．プロービングの方法[50]

① 歯肉の状態（色調，形態，硬さや張り，歯肉からの出血や排膿など）をよく観察して，エックス線写真と見比べる．患者さんへは前もってプロービングをする目的と方法，また再度行う時期などについて，わかりやすく説明する．

② 各種プローブから，目盛りの見やすさや作業部の形態などを考慮して，使いやすいタイプを選択する．基本的には常に同じタイプを使用すると，測定値に誤差が少なく，正確さと一貫性を保ちやすい．

③ プローブは執筆状変法で軽く把持する．

④ プローブを操作するために，適切な位置に固定（フィンガーレスト）[56] を置く（基本的にはプロービングをする歯の近くに，口腔内フィンガーレストを置く．しかし，全顎のプロービングをするには，フィンガーレストの位置を移動させる必要があり，部位に応じて口腔内フィンガーレストの変法か，口腔外ハンドレストを用いる）[57]．

⑤ プローブの先端を歯肉辺縁より少し上に位置づけて，静かに歯肉縁下に挿入する（プローブは約 25g 程度の力で根面に沿って挿入する）[53]．

⑥ プローブを歯面に対してできるかぎり平行にし，先端を根面から離さずに根尖方向に動かす．歯石などの障害物を触知した場合は，プローブ先端を浮かせて障害物を乗り越えるように操作する．この時に軟組織を損傷したり，患者さんに不快感を与えないように配慮する[45]．

⑦ プローブを歯肉溝あるいはポケット底部まで到達させる[58]．この際，プローブを強く押して歯肉を突き刺さないように，適切なプロービング圧[45] をかけて接触を維持する．

⑧ プローブが歯肉溝あるいはポケット底部に到達したら，ウォーキングストローク[45,58,59] を使って，歯の全周をプロービングする．

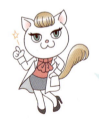

ウォーキングストロークは，歯肉溝やポケット内で行われる連続した上下のストロークです．プローブは 1～2mm 程度上下に動かし，短いストロークでおよそ 1mm ずつ前に進めます（図2-26）．歯根側方向へのストロークごとに，プローブを歯肉溝あるいはポケット底部の接合上皮に接触するようにして，歯肉辺縁でプローブの目盛りを読み取ります．この時に加える圧力は，10～20g を超えない程度で十分ともいわれます[58,59]．ストロークをするたびにプローブの出し入れ（歯肉縁上への引き抜きと歯肉縁下への再挿入）をする必要はなく，連続した上下のストロークを繰り返して，深い部分を見落とさないようにします．

動画② プローブの操作方法2：ウォーキングストローク

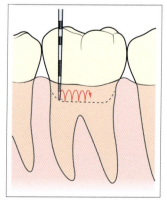

図2-26　ウォーキングストローク

⑨唇・頰側面や舌側面から隣接面に向ってプローブを動かしながら[58]，歯肉溝あるいはポケット底部から歯肉辺縁までの距離を測定する．一般的には，1歯につき6部位（唇・頰側の近心・中央・遠心と舌側または口蓋側の遠心・中央・近心）を測定し，各部位で一番深い測定値をそれぞれ記録する（図2-27）[45) 49) 58)]．プローブの目盛りを読む時はできるだけプローブを歯軸と平行にして，目盛りの中間に歯肉辺縁がある時は，大きいほうの値を読みとる．しかし，隣接面のコンタクト直下では，プローブを歯軸と平行にすることはできなくなる（図2-28）[58)]．

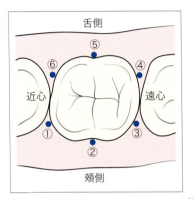
図2-27 プロービング6点計測の部位[53)]
基本は6点計測で行う．

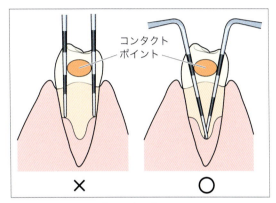
図2-28 隣接面のプロービング

 じゃあ，隣接面のプロービングはどうやってするの？

 正確にプロービングをするのが難しい部位なので，誤差を少なくするには，プローブを少し傾けて挿入する必要がありますね．角度に気をつけながら，接合上皮に触るまで静かにゆっくりと圧を加えましょう．[45) 59)]

 プロービングをした時の出血はどう捉えたらいいですか？

 プロービングの際の出血は病的な変化を示す指標になります．一般的に，プロービング時の出血（bleeding on probing：以下，BOP）[47)] がある場合は，ポケット底部に炎症があると考えられています[60)]．プローブを歯肉溝やポケット内へ軽く挿入して，引き抜いた後（20〜30秒後）に，出血するかしないかを確認しましょう[61)]．出血が観察された時は，歯肉辺縁の内縁部（p.34）か，ポケット底部の炎症[49) 62)]かを評価することも大切ですよ．

  はーい！

II. 探知する

　プローブはエキスプローラーと併用して，歯肉縁下の付着物，粗糙な根面や歯根の解剖学的形態を探知するためにも用います[35]．プローブで歯肉縁下を探ると，沈着した歯石（歯石の硬さや大きさ，沈着する位置と範囲など）や根面の粗糙さなどの触感が得られ[63]，さらにエキスプローラーを使うと触覚が増して，不適合な修復物辺縁やう蝕などについても詳しく探ることができます[29]．

1. 縁下歯石の沈着を触知する

　縁上歯石は視診で確認するのに対して，歯肉辺縁より下の根面に沈着した歯石は，一般的には触覚を頼りに手触りで探りあてます[44]．

　縁下歯石は規則性がなく沈着し，結節状や環状などさまざまな形をしているため[64]，プロービング中に障害物で動きが妨げられる感触がある時は，根面に歯石が沈着していることを疑いましょう．プローブとエキスプローラーは，どちらも根面の感触を指先に伝達するので[65]，歯石が沈着している場合は，ザラザラした面を感じることができます．しかし，不完全なインスツルメンテーションのために取り残された縁下歯石は，表面が滑らかになり見つけにくい状態になっていることがあり[66][67]，滑沢にされてしまった歯石（バーニッシュドカリキュラス）[68]は，除去が難しいとされています．

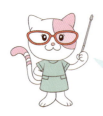

> ポケット内に隠れた縁下歯石は，エアシリンジを使って歯肉辺縁付近にやさしく圧搾空気を吹きつけると見えることがあります．また，患者さんによっては，歯肉が退縮して褐色や黒色の縁下歯石が，歯肉縁上に現れていることもあります（図2-29）．

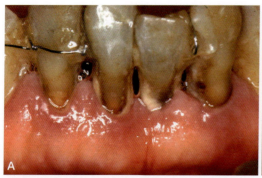
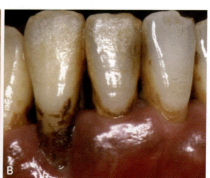

図2-29　縁上歯石と縁下歯石の比較
A：縁上歯石
B：歯肉縁上に現れた縁下歯石

2. 歯根の形態を把握する

　歯（本書では永久歯をさします）は，口腔の入口付近の前方から切歯，犬歯，小臼歯，大臼歯に分けられます（図 2-30, 31）[69]．通常は，直接歯根を目で捉えることはできないため，エックス線写真を読影し，歯根の長さ，形態，植立位置，歯根の近遠心，あるいは頰舌的な方向，歯根数などを，ある程度確認しながらプロービングを行います．また，歯根の形態は歯の種類によって，円錐形や圧扁されて板状であったり，根面溝[69]がみられたり，根幹部が長くなるなど，さまざまな形をしているので，必要に応じエキスプローラーを使って探知します．

　SRPをするには，一般的な歯の解剖学的な特徴と，探知して得られた情報を照らし合わせて，それぞれの患者さんの歯根の形態と長さ，歯根の接近，根が分岐している場合は根の離開度[70]などを把握する必要があります．また，根面溝が現れやすい歯を探知して，根面のどの位置にへこみ（陥凹）や溝[71]があるかを確認することも大切です．

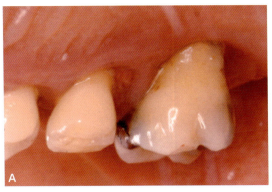 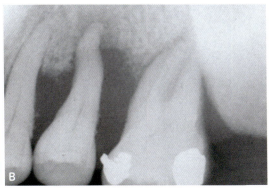

図 2-30　エックス線写真を読み取り根の形態を把握する
A：上顎左側臼歯部の口腔内写真
B：同部位のエックス線写真

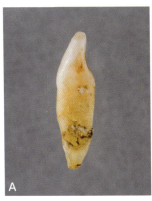 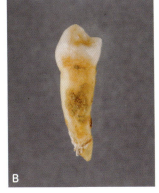 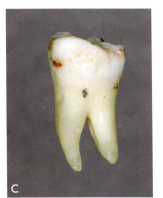

図 2-31　歯根の形態の違い
A：切歯，B：小臼歯，C：大臼歯

3. 歯根の表面の状態を評価する

　縁下歯石の沈着と歯根の形態を正しく把握したら，SRP の前後や合間に，アセスメントストローク（p.68）を用いて触感の変化を確認し，歯根の表面の状態を評価します[72]．その際はプローブやエキスプローラー，時にはキュレットを使い[72]，作業部から頸部を通じて把持部へ伝わる振動を指先でとらえ，歯根の表面の平さや粗さの違いを感じとります．インスツルメントは，指先の触覚を高めるために，きつく握りすぎないようにして，作業部をスライドさせたり，根面上をなぞるように滑らかに動かしましょう（図 2-32）．

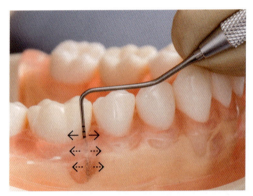

図 2-32　根面の変化を触覚で評価する

動画③ 　プローブの操作方法 3：歯根の表面の状態を評価する時の使い方

　エキスプローラーの種類や使い方は，『目で見るペリオドンタルインスツルメンテーションⅡ アセスメントとインスツルメンテーション原著第 6 版』（医歯薬出版）の 12 章を参照してください．

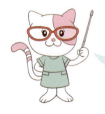

歯の解剖学的な形態については，藤田らによる『歯の解剖学第 21 版』（金原出版），または『図説歯の解剖学第 2 版』（医歯薬出版）を確認しましょう．
また，SRP に必要な大臼歯の解剖学的特徴については，『コーエン審美再建歯周外科カラーアトラス 第 3 版』（西村書店）やステップアップ歯科衛生士シリーズ『根分岐部病変に挑戦！ プラークコントロールとデブライドメント』（医歯薬出版）の第 2 部を見てね！

III. 推察する

　歯肉縁下のSRP[73]は，基本的に目で見えない分，触感に頼るところが大きいため，歯肉で覆われている歯槽骨の状態を，あらかじめ把握する必要があります．しかし，通常は歯槽骨を直視することはできないので，一般的にはプロービングやエックス線写真を読影して得られた情報などから，歯槽骨の吸収や形態を推察します．

　エックス線写真からは，骨レベル，歯槽硬線，歯根膜腔，根分岐部病変に関する情報などが主に得られます[74]．また，歯石やう蝕，歯根と根幹（ルートトランク，p.47）の長さなどについても確認できますが，エックス線写真は三次元の物体を二次元の画像にしているため，視診と触診を補うものと捉えましょう[75][76][77]．さまざまな臨床所見から歯槽骨の状態を把握するには，歯槽骨吸収と歯周ポケットに関する知識と理解が必要です．歯周炎の際に歯槽骨にみられる吸収には，水平性骨吸収と垂直性骨吸収があります[78]（図2-33, 34）．実際の歯槽骨の吸収形態は複雑に入り組んでいる場合があるので，エックス線写真から大まかな歯槽骨欠損やエックス線透過像などを読み取り，プロービングポケットデプスの測定値[79]が深い部分を確認します．

　また，歯周ポケット（p.5）は，水平性骨吸収に関連した骨縁上ポケット（歯周ポケット底の位置が，吸収した歯槽骨頂より歯冠側に位置するもの）と垂直性骨吸収に伴う骨縁下ポケット（歯周ポケット底の位置が，吸収した歯槽骨頂より根尖側に位置するもの）に分類されます[80][81]（図2-35）．

　エックス線写真から歯と歯槽骨に関する所見を読み取り，視診や触診から得られた情報と照らし合わせて，歯肉縁下の歯槽骨の形態を立体的に思い描き，SRPをする時に活用しましょう．

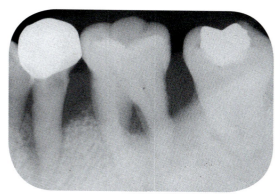

図2-33　水平性骨吸収

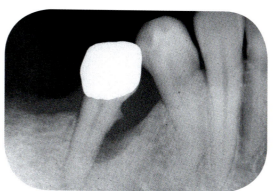

図2-34　垂直性骨吸収

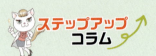

ステップアップコラム 歯槽骨欠損の分類について

垂直性骨吸収と骨縁下ポケットに関連して，歯槽骨欠損の分類[82) 83)]について勉強しましょう．垂直性骨吸収部位は骨縁下ポケットになるので，インスツルメントの選択やインスツルメンテーションの難しさに関わってきます．垂直性骨吸収は，骨欠損を囲む骨壁の数によって，1壁性骨欠損から4壁性骨欠損に分類されます[84) 85) 86)]（図2-36）．骨壁数は歯肉を剝離した状態で確認できますが，歯槽骨欠損の分類についての知識を深めて，歯肉に覆われた歯槽骨の立体像を推察しましょう（図2-37）．

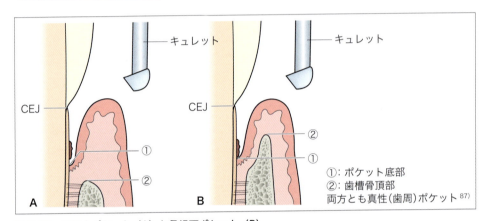

図 2-35 骨縁上ポケット（A）と骨縁下ポケット（B）
①：ポケット底部
②：歯槽骨頂部
両方とも真性（歯周）ポケット[87)]

（沼部幸博，貴島佐和子，土屋和子 編著：歯周病を治す SRP できる歯科衛生士のスキルと知識．デンタルハイジーン別冊，2014，改変）

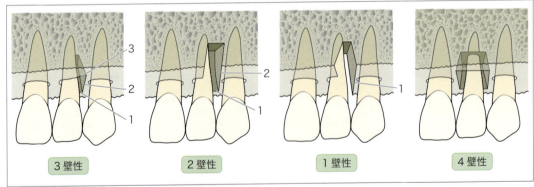

図 2-36 Glickmanの垂直性骨欠損の分類[84)]　（加藤 熙：歯科衛生士のための最新歯周病学．医歯薬出版，2018）

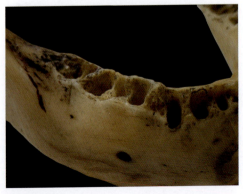

図 2-37 歯槽骨の実際
ヒトの下顎骨標本

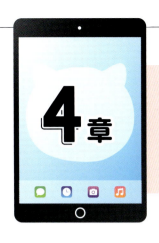

4章 根分岐部病変を把握する

I. 根分岐部病変について

　1本の歯根をもつ歯を単根歯，2本以上の歯根をもつ歯を複根歯あるいは多根歯といいます．Carnevaleら（2003）によると，根分岐部は各歯根の間の領域をさします[88)89)]．根分岐部は解剖学的に病変を生じやすい部位であり，原因として歯周病，歯内疾患，咬合性外傷，根面う蝕，歯の破折や穿孔などがあげられます[90)]．歯周病が原因で生じている根分岐部病変は，垂直的なアタッチメントロスが根分岐部の入口に達し，歯周病変が根分岐部の中心に向かって進行した状態であるため，プローブを使った垂直的プロービングと根分岐部用のプローブ（ファーケーションプローブ）を根分岐部に挿入する水平的プロービングを行って[91)]（図2-38），病変の進行程度を把握します．

　根分岐部病変の代表的な分類法には，水平方向の分類と垂直方向の分類があり[89)92)]，診断は各分類に従って行います．本書では，代表例として，Glickmanの分類とLindheの分類を紹介します[93)]．その他の分類法については，成書を参照してください．

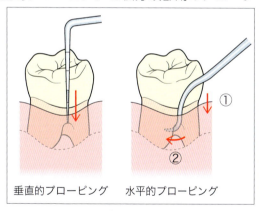

図2-38　根分岐部のプロービング

1. Glickmanの分類（1958）[93)]：水平的分類[89)]（図2-39）

第Ⅰ級：根分岐部に病変があるが，臨床的・エックス線的に異常を認めない．
第Ⅱ級：根分岐部の一部に歯槽骨の破壊と吸収が認められるが，歯周プローブを挿入しても根分岐部を貫通しない．
第Ⅲ級：根分岐部直下の骨が吸収し，頬舌的あるいは近遠心的に歯周プローブが貫通するが，根分岐部は歯肉で覆われている．
第Ⅳ級：根分岐部が口腔内に露出しており，歯周プローブが貫通する．

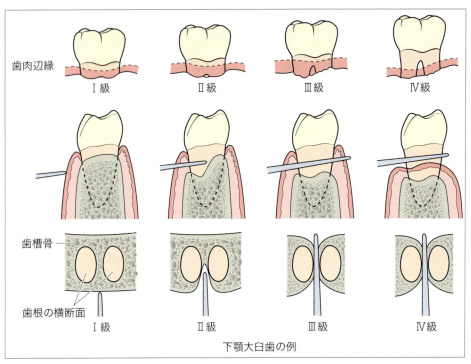

図 2-39　Glickman の分類

（沼部幸博：歯周病学サイドリーダー　第 3 版．学建書院，2008．）

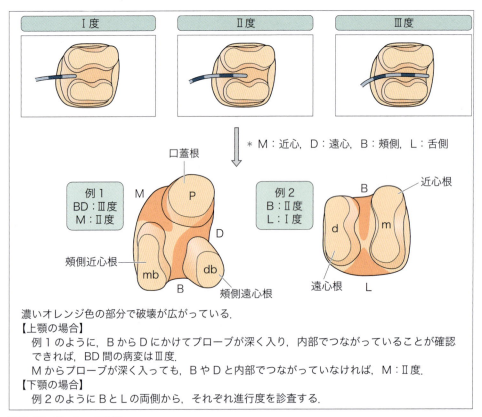

濃いオレンジ色の部分で破壊が広がっている．
【上顎の場合】
　例 1 のように，B から D にかけてプローブが深く入り，内部でつながっていることが確認できれば，BD 間の病変は III 度．
　M からプローブが深く入っても，B や D と内部でつながっていなければ，M：II 度．
【下顎の場合】
　例 2 のように B と L の両側から，それぞれ進行度を診査する．

図 2-40　Lindhe の分類

（冨岡栄二：治療やメインテナンスが難しい根分岐部病変だからこそ診査力がものをいう！　歯科衛生士，38：30，2014．）

2. Lindhe の分類（1983)[93]：水平的分類[89]（図 2-40）

Ⅰ度：水平的な歯周組織のアタッチメントロスが歯の幅径の 1/3 以内のもの.

Ⅱ度：水平的なアタッチメントロスが歯の幅径の 1/3 を超えるが，根分岐部を歯周プローブが貫通しないもの.

Ⅲ度：完全に根分岐部の付着が破壊され,頬舌的あるいは近遠的に歯周プローブが貫通するもの.

Ⅱ．根分岐部病変の見つけ方

　根分岐部が歯肉縁下にあり，口腔内に露出していない場合は，プロービングやエックス線写真などによって根分岐部病変を見つけます[90].

1. 垂直的プロービングをする

　ウォーキングプロービング[53]とよばれる操作で,深いポケットを見落とさないようにしながら，プロービングデプスを測定します[94]．根分岐部の入口付近の垂直方向のポケットの深さを正確に測定し，ルートトランク（根幹：根分岐部と CEJ 間の範囲)[88] [95]の長さとポケットの深さを比べます．ルートトランクの長さよりもポケットが深い場合は，根分岐部病変がある可能性が高いため注意が必要です.

2. 根分岐部の入口の位置を確認する

　エックス線写真で根分岐部病変の徴候を確認します[94]．根分岐部がある部位は下顎大臼歯の頬側・舌側の中央や上顎大臼歯の口蓋側の近心面・遠心面などがあげられます[96].

　一般的に 2 根の歯の根分岐部の入口は 2 つ，3 根の歯の根分岐部の入口は 3 つと考えられます．2 根の下顎大臼歯の場合は，基本的に頬側面と舌側面，上顎第一小臼歯では近心面と遠心面に入口があります．3 根の上顎大臼歯の場合は，一般的に近心面，頬側面，遠心面に入口があります.

3. 水平的プロービングをする

　ストレートのプローブでは限界があるため，エックス線写真を参考にしながら，分岐部の形態に沿って挿入しやすい彎曲した根分岐部用のプローブ[93] [94]を用いて，分岐部の水平方向のポケットを調べます[90]．根分岐部病変の範囲，根分岐の位置，分岐根面の形態を検査するために使用するファーケーションプローブは[97]，分岐部の彎曲に合わせて選択し，先端を根面に沿わせながら分岐部に挿入してどこまで達するかを確認します[91].

動画④

プローブの操作方法4：ファーケーションプローブの使い方

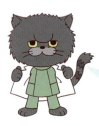
松本ら（1987）の報告によると，上顎第一大臼歯のCEJから根分岐部入口までの垂直距離は平均約4mmです[98]．垂直的プロービングをして，上顎第一大臼歯の口蓋側近心に4mm以上の歯周ポケットがある場合は，根分岐部病変があるかないかを確認しましょう．

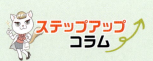 解剖学的な根分岐部用語[89]について

Carnevaleら（2003）らが記した根分岐部の学術用語[89]の一部を紹介します（図2-41, 42）.

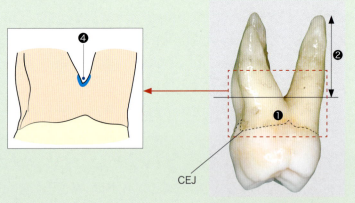

図2-41　上顎第一大臼歯

❶根幹部：CEJから根分岐部まで
❷歯根部：根分岐部より下部の歯根
❸根分岐部：歯根間部位
❹根分岐部天蓋部：根分岐部の天井部
❺根分岐部の入口：根幹部と歯根部の間の結合点
❻歯根の分岐度：歯根間分岐の角度
❼歯根の分岐幅：歯根間の距離

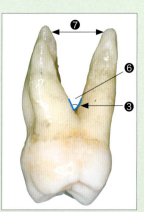

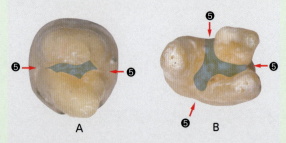

図2-42　根分岐部の入口部と分岐部位[89]（※大臼歯を根尖方向から撮影）
A：下顎大臼歯．B：上顎大臼歯．
■は分岐部位[89]　←根分岐部の入口部

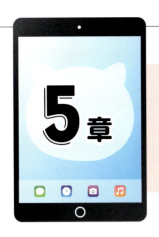

5章 鋭利なインスツルメントを使う

1. シャープニングについて

　安全で確実なSRPをするには，鋭利なインスツルメントが必要です．鋭利であることは，"切れる"とも表し[99]，切れ味がよい切縁の角度は70°〜80°になっています．しかし，SRP中に何度かインスツルメントを使用すると，切縁の角度は変化して鈍な状態になります[100]．

　切縁が摩耗した"切れない"インスツルメントは，「歯石を取り残す」，「自分と患者さんの疲労や負担を大きくする」，「歯面から刃部が滑り歯周組織の損傷を招く」など，インスツルメンテーションの効率や安全を妨げる原因になります．そのため，SRPをする前後，時には合間にシャープニングを行って，切縁の鋭利さを維持しなくてはいけません．

　シャープニングの方法には，ハンドシャープニングと電動シャープナーによるシャープニングがあり，どちらも刃部の金属を砥石で削って切縁を鋭利にします[101]．その際，インスツルメントの汚染を避けること，鈍な切縁を鋭利な70°〜80°に再現すること，できるだけ刃部の原型の形態を維持することを心がけます．刃部の研ぎ方には，刃部のフェイス（上面）を研ぐ方法と，ラテラルサーフェイス（側面）を研ぐ方法があります[102]．どちらも感染予防と器具の滅菌を怠らず，一般的な手順でシャープニングを進めましょう[103]．

> **手順**
> ① キュレットを把持する．
> ② シャープニングをする切縁を見分ける．
> ③ 切縁の鋭利さを評価する．
> ④ シャープニングをする．
> 　（1）刃部のフェイスの位置づけ，（2）砥石の位置づけ，（3）砥石を動かす
> ⑤ 研いだ後の切縁を確認する．

　ポイントは，砥石で刃部を削り，切縁を70〜80°の状態にすることなので，本書では第1シャンクと砥石の位置を分度器で確認して，刃部の側面を研ぐ方法を解説します（図2-43, 44）．既刊の書籍では，"シャープニングガイド"の使用[104]や，"時計の針の位置でシャープニング時の刃部（ブレード）の角度を決める方法"[105]などが推奨されています．さまざまな方法から自分が研ぎやすい方法を見つけてください．

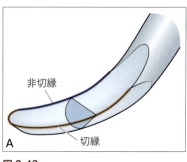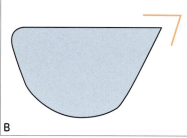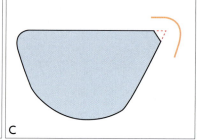

図 2-43
A：切縁と非切縁，B：鋭利な切縁，C：鈍な切縁

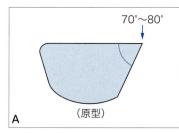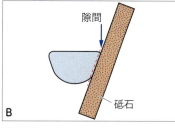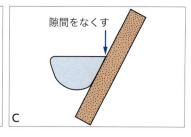

図 2-44　側面のシャープニング：刃部の断面図
A：刃部の原型，B：側面に砥石を当てる，C：側面を研磨して砥石との間の隙間をなくす．

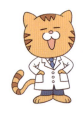

シャープニングに使う砥石は，天然石か人工材料でできています．種類によって形や粗さが異なるので，表 2-1 を参考にしてそれぞれ特徴と用途に応じて選択してください．

砥石を使う時は，刃部との間に生じる摩擦熱や砥石の目詰まりに対応するために，水や油のような潤滑剤が必要になります．SRP の合間にシャープニングをする場合は，滅菌した水が使用できる砥石を選びましょう．[101) 106) 107)]

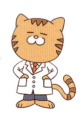

表 2-1　砥石の種類

種類	粗さ	適用	潤滑剤
人工砥石	粗い	・誤ったシャープニングによるカッティングエッジの形態修正や，極度に鈍になり，摩耗したカッティングエッジ	水
インディアナストーン	中	・鈍なカッティングエッジの形態修正	水か油
アーカンサスストーン	細かい	・形態が維持されているカッティングエッジの通常シャープニング ・中〜粗い砥石による研磨後の仕上げ用	油
セラミックストーン	細かい	・形態が維持されているカッティングエッジの通常シャープニング ・中〜粗い砥石による研磨後の仕上げ用	水

(Jill S. Nield-Gehrig：目で見るペリオドンタルインスツルメンテーション Ⅲ デブライドメント 原著第 6 版．医歯薬出版，2009．)

II. シャープニングの手順（ハンドシャープニング）

1. 刃部の先端を直視できる位置で，インスツルメントを把持する [108]

2. 刃部の切縁と非切縁を見分ける

　刃部の先端を自分のほうに向けた時，奇数番号のキュレットの切縁は右側，偶数番号のキュレットの切縁は左側にある [10]（図2-45）．第1シャンクを床に対して垂直にして，切縁が低いほうを確認する [108]．

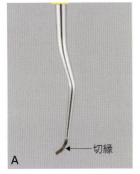
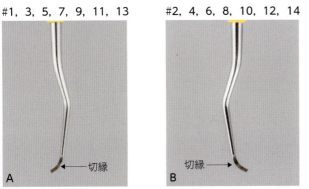

図2-45　奇数番号（A）と偶数番号（B）の切縁

3. 切縁の鋭利さを評価する

　本書では，プラスチック製のテストスティックを使い，切縁の"鋭利（切れる）"と"鈍（切れない）"の点検をします．その他の方法については既刊の書籍で確認してください．

①キュレットは利き手で執筆状変法で把持する．
②テストスティックは反対の手でしっかり持つ（図2-46）．
③キュレットを把持する手の薬指を使い，テストスティック上にフィンガーレスト（p.57）の位置を求める [109]．
④第1シャンクをテストスティックに対して，平行に位置づける [110]．
⑤テストスティックの表面に刃部の切縁を軽く当てる．
⑥表面に対する切縁の食い込み [110] を確認する．鋭利な切縁はテストスティックの表面に引っかかり，小さな傷ができる（図2-47）．鈍な切縁では，テストスティックの表面を滑る感触がある [111]．
⑦切縁にまんべんなくテストスティックを当てて，全体の鋭利さを評価する．

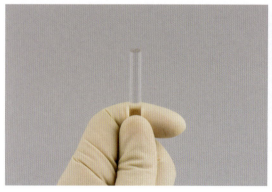
図 2-46　テストスティック

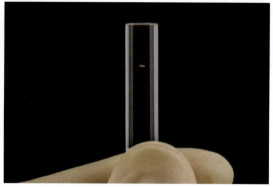
図 2-47　テストスティックの表面にできた傷

4. 切縁の状態と刃部の形態に応じて，使う砥石（滅菌済み）を選ぶ

使用する砥石の種類に合わせて，砥石に潤滑剤を塗布する[112]（p.50）．

5. キュレットの把柄部を利き手と反対の手（本書では左手）に持つ

刃部の切縁と非切縁を間違えないように確認して，把柄部を掌握法で持つ．肘は軽く脇腹につけて上腕を固定する（図 2-48）．

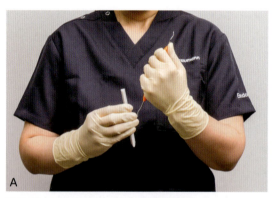
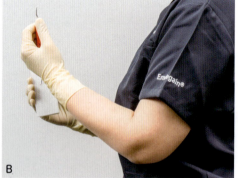
図 2-48　シャープニングをする時の姿勢
A：正面．肩の力を抜いて，両脇を締める．
B：側面．背筋を伸ばして，腕を脇につける．

6. 砥石を利き手（本書では右手）に持つ

砥石を落とさないように，指頭寄りの指の腹で把持する（図 2-49）[113]．研石を動かす時に邪魔にならない位置に指を置き，砥石と手のひらの間にやや空間をあけて持つと砥石を動かしやすい．

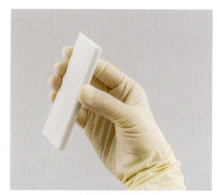
図 2-49　砥石の持ち方の一例

7. 切縁を砥石側（本書では右側）に向ける 🐾

　刃部のフェイスは第1シャンクに対して70°に傾いているため[114]，フェイスの低いほうが切縁になる．刃部の先端が自分に向いている時，奇数番号のキュレットの切縁は砥石側（右側）にある[10]．偶数番号の場合は切縁が左側になるので，刃部のヒールを自分に向けて，切縁を砥石側（右側）に位置させる．

8. 下向きに傾いている切縁を，床に対して平行に位置づける 🐾

　床に対して垂直（90°）にした第1シャンクを左方向に20°倒し，フェイスの位置を床と平行にする（図 2-50）．

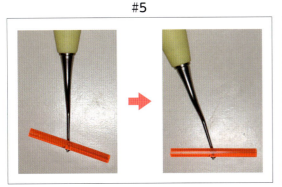
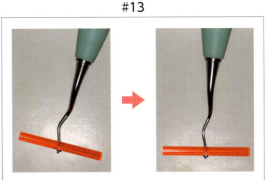

図 2-50　マグネットゲージを使用したフェイスの位置の確認

9. 刃部のフェイスに対して，砥石を位置づける 🐾

　70°の切縁を再現する場合は，フェイスに対して砥石を110°に当てる[115]．砥石を110°に位置づける時は，砥石をフェイスに対して一度90°に当ててから右方向に20°倒す[116]（図 2-51A）．

　先端の切縁を45°に研ぐ場合は，フェイスに対して砥石を135°に当てる[117]．砥石を135°に位置づける時は，フェイスに対して90°に当てた砥石を右方向に45°倒す[118]（図 2-51B）．

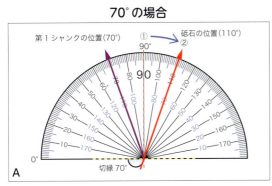
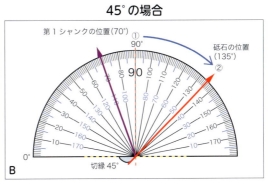

図 2-51　第1シャンクと砥石の位置

10. 刃部の側面に当てた砥石を指で軽く押し，圧力をかけすぎないようにしながら砥石を上下に短く動かす

砥石を上下に動かす場合は，ダウンストローク（下方へのストローク）の時に圧を大きくする[115]．刃部の原型の形態を損なわないように，切縁を①ヒール，②中央，③トウに区分し，砥石を適合させながら短く上下に動かす[119]（図 2-52）．

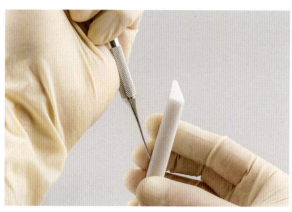
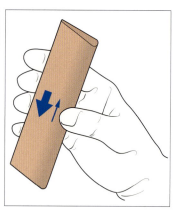

図 2-52　砥石を上下に動かす

11. 一般的には砥石をヒールから中央，トウの方向に上下に動かしながら研ぎ進め，切縁全体をシャープニングする

切縁はヒールから中央へ続いてトウを回りこみ，反対側の非切縁へつながっている[115]．ヒールから中央，トウへ砥石を動かす時は，砥石を持った手のひらをわずかに回転させる．砥石が先端へ来たら，刃部のフェイスと砥石の間の角度を 110°から 135°にする（図 2-53）．その際，砥石に加える圧を抜いて，トウの丸みに沿わせて砥石を軽く上下に小刻みに動かす．

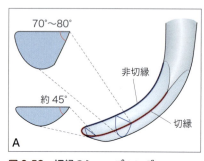
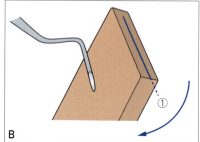
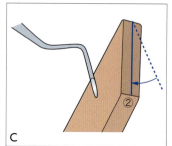

図 2-53　切縁のシャープニング
A：切縁と非切縁
B：砥石の進め方（①ヒールから中央）
C：砥石の進め方（②中央からトウ）

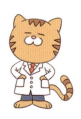

トウにもシャープニングは必要です[101]．砥石を細かく動かしてトウを丸めて，刃部の元の形態を保つようにします．なお，先端の切縁を 70°に研ぐ場合は，研石の角度を変える必要はありません．

12. 砥石の動きはダウンストロークで終わらせて[119)][120]，切縁に"バリ"とよばれる金属のとげを作らないようにする

切縁に"バリ"がある時は，円柱状の砥石を使って取り除く．また，刃部の背面が尖ってきた場合は，砥石で軽く形態修正をして背面にわずかに丸みをつける[119)][121)]（図 2-54）．

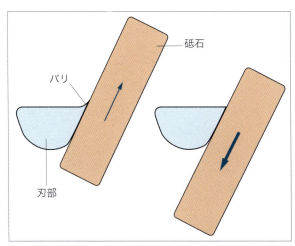

図 2-54　砥石の動きはダウンストロークで終わらせる

動画⑤ 　シャープニング1：手順

動画⑥ 　シャープニング2：砥石の動きを見る

13. シャープニングが終了したら，ヒール，中央，トウの切縁の鋭利さを確認する[122)]

テストスティックを使って切縁全体の鋭利さをくまなく点検し，切れない部分は再度シャープニングをする[123)]．

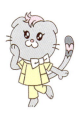

詳しいシャープニングの方法は，ステップアップ歯科衛生士シリーズ『7Stepで挑戦！ザ・シャープニング』を見てね！

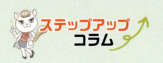
電動シャープナーを使ったシャープニング

　ハンドシャープニングの難しさは，インスツルメントと砥石をフリーハンドで把持して操作することにあります．最初は正しい角度で砥石を動かしていても，途中で手がぶれたり，砥石に加える力加減が変化して刃部の金属を削りすぎたり，鋭利な切縁になりにくかったり，刃部の形態が本来と変わってしまうということがあります．

　一般的に電動シャープナーは，砥石の上下の動きと刃部に対する角度を機械化して，安定した状態でインスツルメントが研げるように設計されています．感染予防の点から，ハンドシャープニングと併用しなくてはいけませんが，参考までに電動シャープナー（ReBorn：株式会社YDM）を使ったシャープニングを紹介します．

① 利き手と反対の手にインスツルメントの把持部を持ち，利き手を電動シャープナーに添えます．
② シャープニングをする切縁を砥石側（本書では右側）に向けます．
③ キュレットの偶数番号と奇数番号によって，台の奥側か手前側に刃部の背面をのせます．
④ 第1シャンクをGキュレット用ガイド板のオレンジ面に合わせて傾け，刃部のフェイスと台を平行にします．
⑤ ④で合わせた角度のまま，刃部を台中央部の砥ぎやすい位置までスライドさせ，側面に砥石を軽く押し当てます．スイッチを入れると，切縁を70°に研ぐように位置づけられた砥石が，上下に動きます．ReBornの本体底部には円盤が付いているので，側面から先端の丸い面に添わせて本体を回転させながら，側面から先端を連続的に研ぎます．先端の切縁を45°に研ぎたい場合は，把持部を傾けて第1シャンクの位置を調整してください．

※砥石は使用環境に合わせてセラミック砥石かダイヤモンド砥石を選択します．

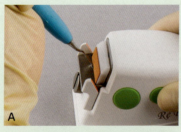 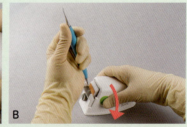

A：切縁を砥石側に向けて，側面に砥石を軽く当てる．
B：スイッチを入れて，シャープナー本体を手前に回転させる．

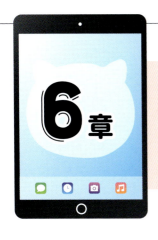

6章 固定の基本

　固定とは，インスツルメントの操作中，手を固定するのに使うフィンガーレストのことです[56]．キュレットを安全に正しく操作するには，必ず固定を置く必要があります．また，プローブやミラーを操作する時にも，口腔外か口腔内のどちらかに固定を求めます．

　固定に関しては，SRPに関するさまざまな書籍で解説されていますが，本書では『目で見るペリオドンタルインスツルメンテーションⅠベーシックスキルⅣアドバンススキル原著第6版』(医歯薬出版) を参考にして，固定の基本を確認します．

1. 固定について

　固定の種類には口腔内固定と口腔外固定があり，フィンガーレストは可能な限り口腔内に置くのが望ましいとされています[124]．一般的には，利き手でキュレットを執筆状変法で把持し，薬指（第4歯）を歯面に置く口腔内レスト[124]を用います．口腔内固定は，できるだけSRPをする歯の近くに薬指を置くのが理想ですが，部位によっては対顎の歯や反対側の歯列，利き手とは反対の指の上に固定を求める場合もあります．

　口腔外固定は，患者さんの顎や頰などに，自分の指や手のひら，手の甲などを支点として置く固定技術で，上顎臼歯部や口腔内に固定を置くのが難しい部位のSRPをする時に有用です[125]．また，深い歯周ポケット内の根面へインスツルメントを到達しやすくするために，改良口腔内固定や口腔外固定を用いる時もあります[126]．

　固定を置く位置は，患者さんの口の大きさや開き具合，口腔内の状態（歯列やポケットの深さ，欠損歯の数や残存歯の動揺の大きさなど），歯石が沈着する部位や範囲，自分の手の大きさや指の長さなどの条件に左右されます．いずれの場合も，患者さんの体位や頭部の位置，顔の傾き，患者さんに対する自分の位置や身体の向きなどをその都度調整し，インスツルメントを適切に動かせる位置に固定を求めましょう．

II. 固定の手技

■ 基本の口腔内固定（図2-55）

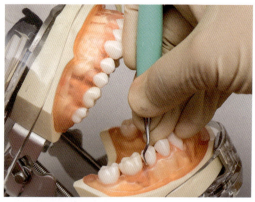

図2-55 基本の口腔内固定の手技の1例

SRPをする歯の近くに，利き手の薬指の指先をフィンガーレストとして置く．動揺のない歯で，SRPをする部位から1〜4歯離れたところに置くのが望ましい[56]．

■ 改良口腔内固定（図2-56）[126]

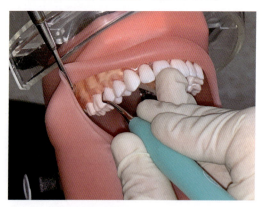

図2-56 改良口腔内固定
改変した執筆状変法と基本の口腔内固定を組み合わせる．執筆状変法では，中指に薬指を添えて指先あたり接触させるが，改良口腔内固定では，中指と薬指の第2関節あたりで互いに接触させる．

■ クロスアーチ固定（図2-57）[126]

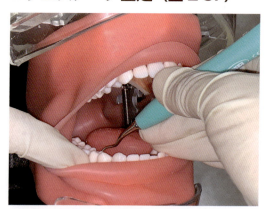

図2-57 クロスアーチ固定
SRPをする歯と同じ歯列弓の反対側の歯に，フィンガーレストを置く．

■ オポジットアーチ固定（図2-58）[126]

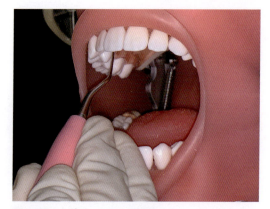

図2-58 オポジットアーチ固定
SRPをする歯と対合の歯列弓に，フィンガーレストを置く．

■ フィンガー-オン-フィンガー固定（図2-59）[126]

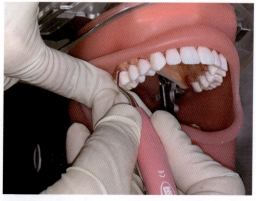

図2-59 フィンガー-オン-フィンガー固定
利き手ではない手の指（人差し指，時には親指[125]）の上に，固定指を置く．写真では左手の人差し指の上に置いている．

■ 基本の口腔外固定（図 2-60）

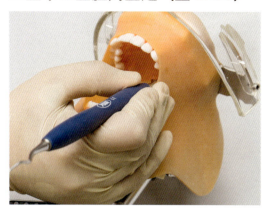

図 2-60　基本の口腔外固定の手技の1例

患者さんの顎や頬に，利き手の指と手のひらを支点として置く．

患者さんに顔の上に自分の指や手のひら，手の甲を接触させるため，不快感を与えないように注意する．

■ 口腔外固定：ナックルレスト（図 2-61）[126]

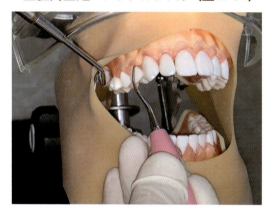

図 2-61　口腔外固定：ナックルレスト
自分の利き手の指関節を，患者さんの顎または頬に支点として置く．

■ 口腔外固定：チン-カップレスト（図 2-62）[126]

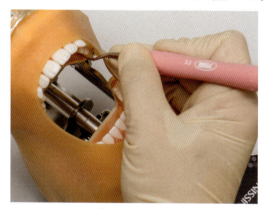

図 2-62　口腔外固定：チン-カップレスト
自分の利き手の手のひらに，患者さんの顎を入れるように置く．

■ フィンガーアシスト固定（図 2-63）[126]

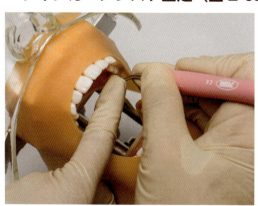

図 2-63　フィンガーアシスト固定
インスツルメントの頸部に，利き手ではないほうの手の指（人差し指や親指）[125] を置く．一般的に基本の口腔内固定，口腔外固定または，オポジットアーチ固定との組み合わせで用いられることが多い．

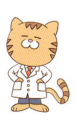

フィンガーアシスト固定をする時はミラーを持てないため直視[127]でSRPをします．

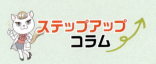# 口腔外固定とインスツルメンテーションについて

　上顎臼歯部へインスツルメントを届かせるには，改良口腔内固定や口腔外固定を使うのが効果的です．上顎臼歯部のSRPに用いる口腔外ハンドレスト[125]には2つの方法があり，患者さんの顎や頬骨のあたりに固定を求めます．インスツルメンテーションは，必要に応じてキュレットの把持部のやや中央寄りを持ち，患者さんの顔の上に圧をかけながら行います．

1．口腔外パームアップ（手のひら上向き）ハンドレスト（図2-64）[125]

　患者さんの下顎右側の顔の上にしっかり指の背面を当て，手と前腕を引くことでインスツルメントを動かします．

2．口腔外パームダウン（手のひら下向き）ハンドレスト（図2-65）[125]

　患者さんの下顎左側の顔の上に自分の指先を平らに当て，可能であれば手のひらをへこませて盃状にして，下顎を押さえながらインスツルメントを動かします．

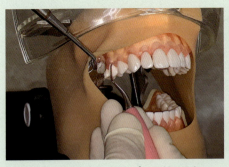

図2-64　口腔外パームアップハンドレスト

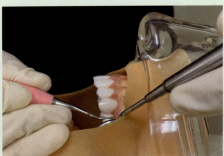

図2-65　口腔外パームダウンハンドレスト

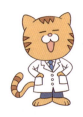

固定技術は，基本の口腔内固定を身につけてから，改良口腔内固定や口腔外固定へとスキルアップしましょう．

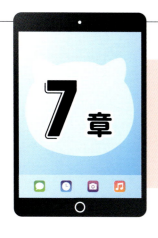

7章 作業角度の基本

　SRPをする一連の操作の中で，意識しなくてはいけないのが作業角度です．作業角度とは，刃部のフェイスと歯面との間の角度[128]のことで，フェイスと歯面との関係を表します．
　一般的に，歯肉縁下へ挿入する時の作業角度は0°〜40°，歯石除去時の作業角度は45°〜90°とされています．

1. 歯肉縁下への挿入時の作業角度（0°〜40°）[128]

　刃部を歯肉縁下へ挿入する時の0°〜40°の間の角度は，クローズド-アングルとよばれます．フェイスを歯面にできるだけ近づけて，この角度で刃部を歯肉縁下に滑り込ませてから，根面に沿ってポケット底まで挿入します（図2-66）．

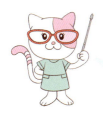

> 挿入は，歯肉縁下の歯肉溝やポケット内へ刃部（作業部）を入れる操作です．理想的な作業角度は0°ですが，歯肉や歯列の状態によって難しい部位もあります．できるだけフェイスと歯面を近づけて，40°以下の小さい角度になるように心がけましょう．

2. 歯石除去時の作業角度（45°〜90°）[128]

　歯石除去の作業角度は45°よりも大きく90°より小さくなります．クローズド-アングルでポケット底に挿入した刃部を歯石の下に位置づけて，フェイスと歯面との間の角度を開き45°〜90°の間に設定します（図2-67，68）．

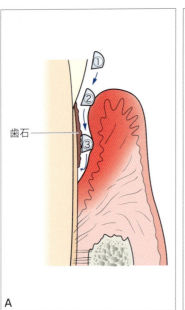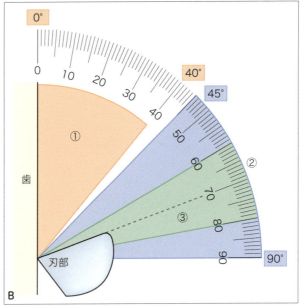

図 2-66　作業角度
A：クローズド - アングル
B：挿入時（①）と歯石除去時（②）の作業角度，③は歯石を除去する理想的な作業角度

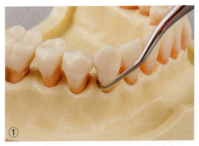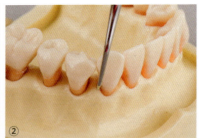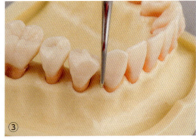

図 2-67　作業角度の設定（顎模型を使用）

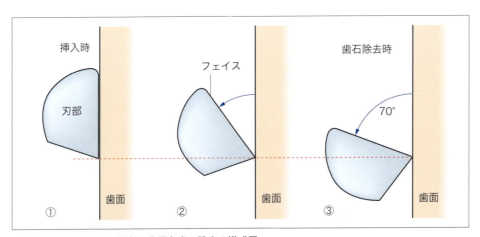

図 2-68　顎模型上での刃部の作業角度の設定の模式図
① 刃部をポケット内に挿入する．
② 刃部のフェイスと歯面の角度を広げる．
③ 第1シャンクを歯面に対して平行にして，作業角度を70°に設定する．

歯石を除去する理想的な作業角度は，60°～80°の間とされています[128]．しかし，歯肉縁下にある刃部を直接見ることができない時は，歯肉縁上で確認できる第1シャンクの位置を視覚的指標にして，望ましい作業角度を設定します[129]．歯面（軸）に対して第1シャンクを平行に位置づけると作業角度は70°に設定され[11]，第1シャンクを歯の方向に傾ければ作業角度は減少し，歯から離せば作業角度が増加します．

第1シャンクの位置が歯面に傾きすぎて，作業角度が45°より小さくなると，切縁は歯石にかみ込まずに歯石の表面を滑りかねません[128]．逆に第1シャンクが歯面から離れて傾きすぎると，作業角度が90°より大きくなり，歯石除去が難しくなったり，軟組織を傷つける原因になります[129]（図2-69）．

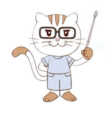

作業角度は，沈着している歯石の量と性状，歯肉の性状，スケーリングをするか，ルートプレーニングをするかなどによって45°～90°の範囲内で変化するので[130]，第1シャンクと歯面（軸）が平行な時の70°の作業角度を指標にして，その都度調整しよう．

動画⑦ 　作業角度の設定1：前歯

動画⑧ 　作業角度の設定2：臼歯

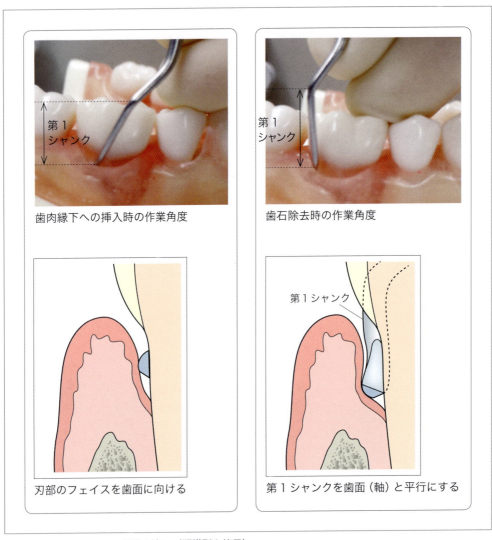

図2-69 第1シャンクの位置の違い（顎模型を使用）

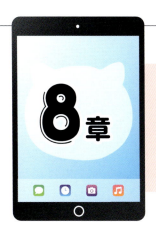

8章 側方圧の基本

　側方圧とは,インスツルメントで歯面に対して加えられる圧力をいい[124)][131],「力強い,中程度,弱い」[132),時には「軽い圧,中程度の圧,大きな圧」などのように表されます[131)。インスツルメントを歯面に当てる際の圧力は,スケーリングをする際は「力強い」から「中程度」の圧を用い,ルートプレーニングでは「中程度」の安定した圧から,徐々に「弱い」圧へと変化させます[132) 133)]。

　側方圧は沈着している歯石の量や硬さ,性状によって使いわけるため,インスツルメントを把持する指(親指,人差し指,中指)やインスツルメントを動かす前腕や手を使って,コントロールします[133)]。

　過度に側方圧をかけすぎると刃部の切縁を押しつけすぎて,根面を過剰に削ることになりかねないため,適切に圧を調整しながらインスツルメンテーションを行いましょう(図2-70).

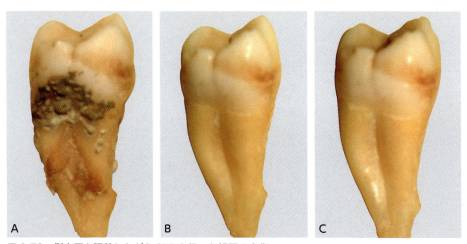

図2-70　側方圧を調整しながらSRPを行った根面の変化
A:縁下歯石が沈着した根面,B:中程度から大きな圧を用いてスケーリングをした根面,C:圧を徐々に減少させて,最終的に軽い圧を用いて平滑にした根面

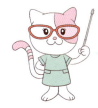

根面の状態を評価したり歯石を探知(p.40)する.アセスメントストローク〔探知ストローク(p.68)〕をする際は,「軽い圧」を使いましょう.

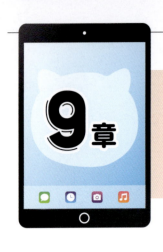

9章 ストロークの基本

ストロークは，インスツルメンテーションの際に行われる歯面の上での連続した作業部の動きです[134]（キュレットの作業部は刃部になる）．ストロークはインスツルメントを操作するための動きでもあり[131]，動きによるストローク，機能別のストローク，方向によるストロークに分類されます．各ストロークにはそれぞれ種類があるため[131]，本書ではその中からSRPに関するストロークを取り上げます．

1．ストロークの方向

インスツルメンテーションをする時に，ストロークは各歯面で垂直・斜め（斜行）・水平方向に行われ[135]．動かす方向によって3つに分類されます[131]．

①垂直的ストローク（図2-71）：SRPをする歯の歯軸と平行なストローク
②斜め方向のストローク（図2-72）：SRPをする歯面を対角線上に横切るストローク
③水平的ストローク（図2-73）：SRPをする歯の咬合面と平行なストローク

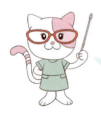

ストロークのたびに刃部の出し入れを繰り返すと，歯肉縁を損傷する可能性があるため，できるだけ歯肉縁下内でストロークを行うように心がけて，刃部が歯肉縁上に現れないようにしましょう[136)137)]．

一般的に探知やSRPによく使われるのは，垂直的ストロークと斜め方向のストロークです[125]．刃部は，CEJに対して垂直方向に動かすか，歯面の解剖学的形態，歯の種類や位置，修復物や補綴装置の状態などによって，CEJに対して斜め方向に動かします．しかし，垂直と斜め方向にストロークができない部位は，刃部をCEJに対して水平方向に短く動かします．水平

的ストロークは，臼歯部の隅角付近や前歯部の唇側面などで用いると効果的です[137].

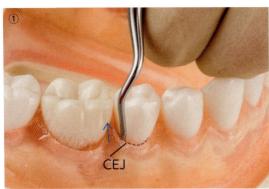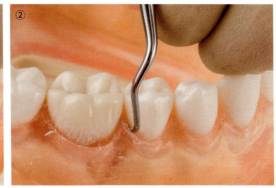

図 2-71　垂直的ストローク
キュレットの第1シャンクを歯面（軸）と平行にして，作業角度（p.62 参照）が 70°前後になっているのを確認し，垂直方向に動かす．

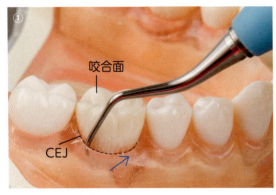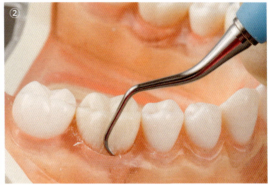

図 2-72　斜め方向のストローク
作業角度を約 70°前後に設定し[138]，歯肉縁下の様子を把握して（p.36）根面を頭の中に思い描きながら，斜め方向に動かす．

動画⑨ 垂直的ストローク

動画⑩ 斜め方向のストローク

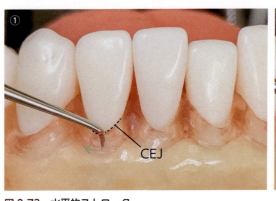 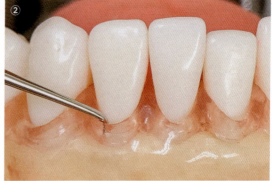

図 2-73 水平的ストローク
作業角度を小さく（約 45°）して，不用意に歯肉を傷つけないように短いストロークを行う[137) 138)].

動画⑪ 水平的ストローク：前歯の唇側面

動画⑫ 水平的ストローク：臼歯の隅角

II. インスツルメンテーションストローク[72)]

　インスツルメンテーション中は，目的に応じて 3 つのストロークを使い分けます[132)]．本書では，アセスメントストローク（探知ストローク），スケーリングストローク（歯石除去ストローク），ルートプレーニングストロークについて確認します[72) 132) 139)]．

1. アセスメントストローク（側方圧：軽い圧）

　アセスメントストローク（探知ストローク）は，探索ストロークともよばれ[131)] プローブやエキスプローラー，時にはキュレットで，歯石の沈着や歯面の凸凹を探知するのに用います．
　キュレットを使ったアセスメントストロークは，SRP の合間に歯石や歯面の粗糙さを探り当てたり，インスツルメンテーション後の状態を評価するために用い，"引く"あるいは"押す - 引く"の動きで行います[133)]．

2. スケーリングストローク（側方圧：中程度から大きな圧）

　スケーリングストロークは，歯石除去の際に行う"短い力強いプルストローク（引くストローク）"です．歯石を除去する時は，キュレットを執筆状変法でしっかり把持し，刃部の切縁を歯石の底部に食い込ませてから，力強く歯冠方向へ引き上げるストロークを行います[133)]．

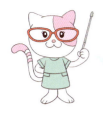
歯石が沈着していない歯面でスケーリングストロークをするのは控えましょう．

3. ルートプレーニングストローク（側方圧：中程度から軽い圧）

　ルートプレーニングストロークは，根面を平滑にするためのストロークです．刃部を根面に適合させて，根表面の形態に応じて圧を調整しながら，主に"引く"動きで長めのストロークを行います．根面の凹凸を平滑にする目安は，硬いガラスのような滑らかな面になるまでとされていますが，過剰なインスツルメンテーションをしないように，根面が平滑になるにしたがって徐々に側方圧を弱くします [132) 139)]．

デブライドメントストロークって，他のストロークと何か違うの？

いい質問だね，ミスニャーカンサス．
ルートデブライドメントストローク [131) 140)] は，より軽い圧で行うセメント質の保存を目標にした根面へのインスツルメンテーションだね [72) 141)]．詳しくは既刊の書籍で確認しよう．

はーい！

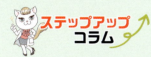 **インスツルメントの動かし方について**

　ストロークには，引く方向のストローク，押す方向のストローク，押す方向と引く方向の組合せ，ウォーキングストロークなどがあり，キュレットで歯石を除去する際に幅広く使うのは，引く方向のストロークです [142)]．

　また，一般的にストロークの長さは，歯石除去を行う時は比較的短いストローク，根面を平滑にするには長いストロークを行うのが推奨されています [139) 143)]．

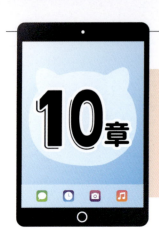

10章 手指・手首・前腕の動かし方の基本

SRPをする際，キュレットはフィンガーレスト（p.57）を中心にして，手，手首，前腕の回転運動か，指の屈伸運動を使って動かします[139]．

I. 手首前腕運動[144]

側方運動と上下運動の2種類の手首前腕運動があります[139]．側方手首前腕運動は，ドアノブを回すように手首を左右（側方）に動かして，手と手首の回転を一体として行う動作です[144]（図2-74）．対して，上下手首前腕運動は手首を上げ下げして，上下に動かします．どちらも手の疲労が少なく，一般的に強固な歯石や多量の歯石を除去する場合に適しています[139)145]．

II. 手指屈伸運動[144]

手指屈伸運動は，親指，人差し指，中指を屈曲させてキュレットを動かします[144]（図2-75）．指で押したり引いたりする動作からなり，細かい操作に優れていて，力を入れる必要がない時に使用します．隅角や根分岐部，幅の狭い歯根などでのインスツルメンテーションをする場合に用いると効果的です[139)144]．

動画⑬ 側方手首前腕運動

動画⑭ 手指屈伸運動

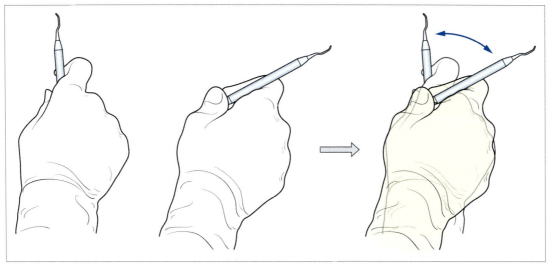

図 2-74　手首前腕運動

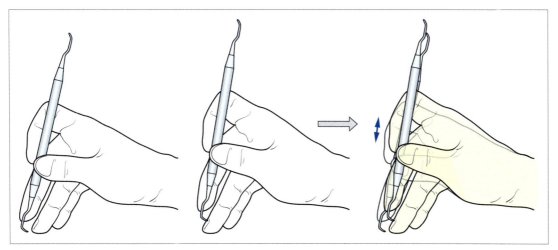

図 2-75　手指屈伸運動

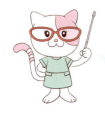

手指屈伸運動に頼りすぎてSRPを行うと，手や指が疲労します．
上手に手首前腕運動を使って筋肉疲労を予防しましょう．

10章　手指・手首・前腕の動かし方の基本

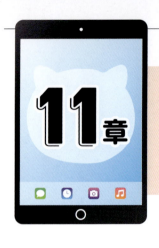

11章 適合の基本

適合とは，歯面に対する刃部の切縁の位置をいい[146]，キュレットの場合は，刃部の先端部1/3がインスツルメンテーションをする間，常に歯面と接触し続けます[147]（図2-76）．

適合の目的は，SRP中の歯肉や歯面の損傷を防ぎ，効果的なインスツルメンテーションをするため，刃部を歯面上に維持することにあります[146]．特に歯肉縁下にある刃部の適合を維持するには，あらかじめ根面溝，根分岐部，隅角といった歯の解剖学的特徴を考慮しなくてはいけません．

歯面上で刃部を動かすのと同時に適合を維持するには，手腕を軸として回転させたり，インスツルメントの把持部を回転させる動作を行います．隅角や隣接面でのインスツルメンテーションでは，固定指[148]を軸として，手と腕の向きを変える動作「軸回転[147]」が用いられます（図2-77）．

また，さまざまな外形の歯にインスツルメンテーションを進めながら刃部を一致させるため，常に刃部を歯面に再適合させます．この際は，親指と人差し指の間のインスツルメントをわずかに回転させる動作「ハンドルの回転[147]」を使います（図2-78）．人差し指や中指に対して，親指の腹をわずかに押したり引いたりすることで把持部を回転させ，刃部の先端部が根面の陥凹部や凸部などに接するように調整して適合を維持しましょう[146]．

動画⑮ ハンドルの回転

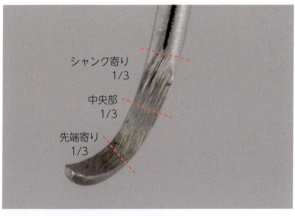

図2-76 刃部の先端部1/3の目安

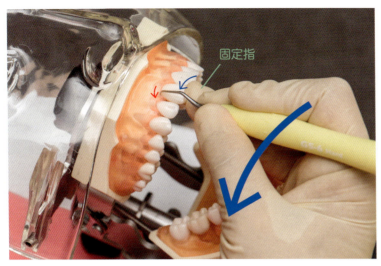

図 2-77　軸回転

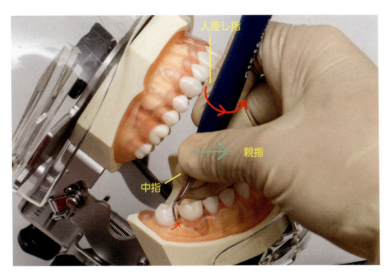

図 2-78　ハンドルの回転

参考文献

第2部

1) 野村正子：SRPに使用する器具．日歯周誌 56 (4)：463-465, 2014.
2) Esther M.Wilkins/ 遠藤圭子，中垣晴男，西真紀子，眞木吉信，松井恭平，山根瞳，若林則幸（監訳）：歯科衛生士の臨床 原著第11版．医歯薬出版，東京，2015，571-579.
3) Jill S.Nield-Gehrig/ 吉田直美，小森朋栄（監訳），堀江明子，富田裕子（訳）：目で見るペリオドンタルインスツルメンテーション Iベーシックスキル原著第6版．医歯薬出版，東京，2009，152-153.
4) Jill S.Nield-Gehrig/ 吉田直美，小森朋栄（監訳），堀江明子，富田裕子（訳）：目で見るペリオドンタルインスツルメンテーション Iベーシックスキル原著第6版．医歯薬出版，東京，2009，154.
5) 仲谷寛，清信浩一，大澤銀子，高柳峰子：スケーリング＆ルートプレーニング．学建書院，東京，2006，32-34.
6) 全国歯科衛生士教育協議会編：歯科衛生士教本 予防的歯石除去法．医歯薬出版，東京，1983，79-81.
7) Jill S.Nield-Gehrig/ 吉田直美，小森朋栄（監訳），堀江明子，富田裕子（訳）：目で見るペリオドンタルインスツルメンテーション Iベーシックスキル原著第6版．医歯薬出版，東京，2009，156.
8) Esther M.Wilkins/ 石川達也（校閲），布施祐二，眞木吉信，松井恭平，松崎晃（監訳）：歯科衛生士の臨床 原著 第9版．医歯薬出版，東京，2008，627-631.
9) 佐々木妙子：歯科衛生士のためのクリニカルインストルメンテーション．クインテッセンス出版，東京，2005，12-15.
10) 立澤敦子：Basic グレーシーキュレットテクニック．医歯薬出版，東京，2009，26-27.
11) Paul A.Levi, Jr., Robert J. Rudy, Y. Natalie Jeong, Daniel K. Coleman/ 和泉雄一，長澤敏行，木下淳博，青木章（監訳）：歯科医師・歯科衛生士のための Clinical Handbook 非外科治療による歯周病コントロール．医歯薬出版，東京，2018，124-127.
12) 新田浩，小田茂，古瀬大治，石川烈：グレーシー型キュレットスケーラーのブレードの形態に基づいた改良シャープニング法．

日歯誌，44（3）：273-280，2002.

13) 伊藤輝夫（監訳），國崎 拓（訳）：シャープニングーススマートに，鋭くーキュレットとスケーラーを研磨するための実用書．クインテッセンス出版，東京，1984，31，56-62.

14) F ermin A. Carranza, Jr./ 原 耕二（訳）：グリックマン臨床歯周病学 第6版．西村書店，新潟，1993，608.

15) 仲谷 寛，清信浩一，大澤銀子，高柳峰子：スケーリング＆ルートプレーニング．学建書院，東京，2006，83.

16) Fermin A. Carranza, Jr/ 原 耕二（訳）：グリックマン臨床歯周病学 第6版．西村書店，新潟，1993，632.

17) Esther M. Wilkins/ 石川達也（校閲），布施祐二，眞木吉信，松井恭平，松崎 晃（監訳）：歯科衛生士の臨床 原著 第9版．医歯薬出版，東京，2008，675.

18) 佐々木妙子：グレーシーキュレットのシャープニングを再考する〈後編〉シャープニングの実践．デンタルハイジーン，30（9），886-890，2010.

19) Esther M.Wilkins/ 石川達也（校閲），布施祐二，眞木吉信，松井恭平，松崎 晃（監訳）：歯科衛生士の臨床 原著第9版．医歯薬出版，東京，2008，650-654.

20) Jill S.Nield-Gehrig/ 吉田直美，小森朋栄（監訳）堀江明子，富田裕子（訳）：目で見るペリオドンタルインスツルメンテーションⅠベーシックスキル原著第6版．医歯薬出版，東京，2009，159-200.

21) 小野澤直子：これさえマスターすれば大丈夫！器具に合わせたシャープニングの実際（1）グレーシーキュレット編．デンタルハイジーン，34（11）：1157，2014.

22) 松井恭平ら：グレーシーキュレットの内面角は70°であるか（卒業研究報告から）千葉県立衛生短期大学，2012.

23) 全国歯科衛生士教育協議会編：歯科衛生士教本 予防的歯石除去法．医歯薬出版，東京，1983，236.

24) Jill S.Nield-Gehrig/ 和泉雄一，吉田直美，小森朋栄（監訳），小原由紀・河野章江（訳）：目で見るペリオドンタルインスツルメンテーションⅢデブライドメント原著第6版．医歯薬出版，東京，2009，63.

25) Jill S.Nield-Gehrig/ 和泉雄一，吉田直美，小森朋栄（監訳），小原由紀・河野章江（訳）：目で見るペリオドンタルインスツルメンテーションⅢデブライドメント原著第6版．医歯薬出版，東京，2009，67-68.

26) 仲谷 寛，清信浩一，大澤銀子，高柳峰子：スケーリング＆ルートプレーニング．学建書院，東京，2006，35-36.

27) Jill S.Nield-Gehrig/ 吉田直美，小森朋栄（監訳），堀江明子，富田裕子（訳）：目で見るペリオドンタルインスツルメンテーションⅠベーシックスキル原著第6版．医歯薬出版，東京，2009，53-55.

28) Jill S.Nield-Gehrig/ 吉田直美，小森朋栄（監訳），堀江明子，富田裕子（訳）：目で見るペリオドンタルインスツルメンテーションⅠベーシックスキル原著第6版．医歯薬出版，東京，2009，76-78.

29) Jill S.Nield-Gehrig/ 吉田直美，小森朋栄（監訳），堀江明子，富田裕子（訳）：目で見るペリオドンタルインスツルメンテーションⅠベーシックスキル原著第6版．医歯薬出版，東京，2009，161-162.

30) 立澤敦子：Basic グレーシーキュレットテクニック．医歯薬出版，東京，2009，23-24.

31) Anna Matsuishi Pattison, Gordon L. Pattison/ 勝山 茂，伊藤公一（監訳）：ペリオドンタルインスツルメンテーション．医歯薬出版，東京，1994，5-6.

32) Jill S.Nield-Gehrig/ 吉田直美，小森朋栄（監訳），堀江明子，富田裕子（訳）：目で見るペリオドンタルインスツルメンテーションⅠベーシックスキル原著第6版．医歯薬出版，東京，2009，51.

33) Anna Matsuishi Pattison, Gordon L. Pattison/ 勝山 茂，伊藤公一（監訳）：ペリオドンタルインスツルメンテーション．医歯薬出版，東京，1994，5-11.

34) Paul A. Levi, Jr., Robert J. Rudy, Y. Natalie Jeong, Daniel K. Coleman/ 和泉雄一，長澤敏行，木下淳博，青木章（監訳）：歯科医師・歯科衛生士のための Clinical Handbook 非外科治療による歯周病コントロール．医歯薬出版，東京，2018，87-88.

35) Esther M. Wilkins/ 遠藤圭子，中垣晴男，西真紀子，眞木吉信，松井恭平，山根瞳，若林則幸（監訳）：歯科衛生士の臨床 原著第11版．医歯薬出版，東京，2015，206-207.

36) Esther M. Wilkins/ 遠藤圭子，中垣晴男，西真紀子，眞木吉信，松井恭平，山根瞳，若林則幸（監訳）：歯科衛生士の臨床 原著第11版．医歯薬出版，東京，2015，272-273.

37) Paul A. Levi, Jr., Robert J. Rudy, Y. Natalie Jeong, Daniel K. Coleman/ 和泉雄一，長澤敏行，木下淳博，青木 章（監訳）：歯科医師・歯科衛生士のための Clinical Handbook 非外科治療による歯周病コントロール．医歯薬出版，東京，2018，48，86.

38) Paul A. Levi, Jr., Robert J. Rudy, Y. Natalie Jeong, Daniel K. Coleman/ 和泉雄一，長澤敏行，木下淳博，青木 章（監訳）：歯科医師・歯科衛生士のための Clinical Handbook 非外科治療による歯周病コントロール．医歯薬出版，東京，2018，40-43，103-104.

39) 石川 純：歯周治療学 第2版．医歯薬出版，東京，1992，95.

40) 浦口良治，品田和美，鍵和田優佳里編著：「考える歯科衛生士」のための歯周治療レッスンブック．デンタルハイジーン別冊，2012，51.

41) Esther M. Wilkins/ 遠藤圭子，中垣晴男，西真紀子，眞木吉信，松井恭平，山根瞳，若林則幸（監訳）：歯科衛生士の臨床 原著第11版．医歯薬出版，東京，2015，299.

42) 全国歯科衛生士教育協議会監修：最新歯科衛生士教本歯周病学 第2版．医歯薬出版，東京，2015，142-143.

43) Paul A. Levi, Jr., Robert J. Rudy, Y. Natalie Jeong, Daniel K. Coleman/ 和泉雄一，長澤敏行，木下淳博，青木 章（監訳）：歯科医師・歯科衛生士のための Clinical Handbook 非外科治療による歯周病コントロール．医歯薬出版，東京，2018，84.

44) Jill S.Nield-Gehrig/ 吉田直美，小森朋栄（監訳），堀江明子，富田裕子（訳）：目で見るペリオドンタルインスツルメンテーションⅡアセスメントとインスツルメンテーション原著第6版．医歯薬出版，東京，2010，79，100-101.

45) Paul A. Levi, Jr., Robert J. Rudy, Y. Natalie Jeong, Daniel K. Coleman/ 和泉雄一・長澤敏行・木下淳博・青木 章（監訳）：歯科医師・歯科衛生士のための Clinical Handbook 非外科治療による歯周病コントロール．医歯薬出版，東京，2018，88-101.

46) Esther M. Wilkins/ 遠藤圭子，中垣晴男，西真紀子，眞木吉信，松井恭平，山根瞳，若林則幸（監訳）：歯科衛生士の臨床 原著第11版．医歯薬出版，東京，2015，211..

47) 特定非営利活動法人日本歯周病学会編：歯周病学用語集第3版．医歯薬出版，東京，2019，83.

48) Jill S.Nield-Gehrig/ 吉田直美，小森朋栄（監訳）堀江明子，富田裕子（訳）：目で見るペリオドンタルインスツルメンテーションⅡアセスメントとインスツルメンテーション原著第6版．医歯薬出版，東京，2010，60.

49) 和泉雄一，木下淳博，沼部幸博，山本松男編集主幹：ザ・ペリオドントロジー 第2版．末永書店，京都，2014，71.

50) Esther M. Wilkins/ 遠藤圭子，中垣晴男，西真紀子，眞木吉信，松井恭平，山根瞳，若林則幸（監訳）：歯科衛生士の臨床 原著第11版．医歯薬出版，東京，2015，209.

51) Jill S.Nield-Gehrig/ 吉田直美，小森朋栄（監訳），堀江明子，富田裕子（訳）：目で見るペリオドンタルインスツルメンテーションⅡアセスメントとインスツルメンテーション原著第6版．医歯薬出版，東京，2010，58-59.

52) 加藤 熙編著：歯科衛生士のための最新歯周病学．医歯薬出版，東京，2018，26.

53) 加藤 熙編著：歯科衛生士のための最新歯周病学．医歯薬出版，東京，2018，72-75.

54) Jan Lindhe, Thorkild Karring, Niklaus P. Lang/ 岡本 浩（監訳）：Lindhe 臨床歯周病学 とインプラント 第4版［臨床編］．クインテッセンス出版，東京，2005，447-448.

55) 加藤 熙：新版 最新歯周病学．医歯薬出版，東京，2014，86-87.

56) Jill S.Nield-Gehrig/ 吉田直美，小森朋栄（監訳），堀江明子，富田裕子（訳）：目で見るペリオドンタルインスツルメンテーションⅠベーシックスキル原著第6版．医歯薬出版，東京，2009，72-73.

57) Anna Matsuishi Pattison, Gordon L. Pattison/ 勝山 茂，伊藤公一（監訳）：ペリオドンタルインスツルメンテーション．医歯薬出版，東京，1994，31-44.

58) Esther M. Wilkins/ 遠藤圭子，中垣晴男，西真紀子，眞木吉信，松井恭平，山根瞳，若林則幸（監訳）：歯科衛生士の臨床 原著第11版．医歯薬出版，東京，2015，210-212.

59) Jill S.Nield-Gehrig/ 吉田直美，小森朋栄（監訳），堀江明子，富田裕子（訳）：目で見るペリオドンタルインスツルメンテーションⅡアセスメントとインスツルメンテーション原著第6版．医歯薬出版，東京，2010，60-62．

60) 沼部幸博：歯周病学サイドリーダー第3版．学建書院，東京，2008，71．

61) 加藤 熙編著：最新歯周病学．医歯薬出版，東京，2018，84．

62) 鴨井久一，仲谷 寛：ルートプレーニングの臨床 その理論とテクニック．学建書院，東京，1998，34-39．

63) 立澤敦子：Basic グレーシーキュレットテクニック．医歯薬出版，東京，2009，11．

64) Esther M．Wilkins／遠藤圭子，中垣晴男，西真紀子，眞木吉信，松井恭平，山根瞳，若林則幸（監訳）：歯科衛生士の臨床 原著第11版．医歯薬出版，東京，2015，276．

65) Esther M．Wilkins／遠藤圭子，中垣晴男，西真紀子，眞木吉信，松井恭平，山根瞳，若林則幸（監訳）：歯科衛生士の臨床 原著第11版．医歯薬出版，東京，2015，217．

66) Esther M．Wilkins／遠藤圭子，中垣晴男，西真紀子，眞木吉信，松井恭平，山根瞳，若林則幸（監訳）：歯科衛生士の臨床 原著第11版．医歯薬出版，東京，2015，566．

67) Esther M．Wilkins：Clinical Practice of the Dental Hygienist 11th Edition．Lippincott Williams & Wilkins，Philadelphia，2013，616．

68) Jill S.Nield-Gehrig/ 吉田直美，小森朋栄（監訳），堀江明子，富田裕子（訳）：目で見るペリオドンタルインスツルメンテーションⅡアセスメントとインスツルメンテーション原著第6版．医歯薬出版，東京，2010，111．

69) 高橋和人，野坂洋一郎，古田美子，若月英三，金澤英作：図説歯の解剖学 第2版．医歯薬出版，東京，1998，9，37-83．

70) 岡本 浩：根分岐部病変アトラス 症例から学ぶ最新の歯周治療．医歯薬出版，東京，1999，30．

71) 江澤庸博：Dr．EZAWA のルートプレーニングのエキスパートになろう！．医歯薬出版，東京，2011，2-8．

72) Jill S.Nield-Gehrig/ 吉田直美，小森朋栄（監訳），堀江明子，富田裕子（訳）：目で見るペリオドンタルインスツルメンテーションⅡアセスメントとインスツルメンテーション原著第6版．医歯薬出版，東京，2010，10，35-36，83．

73) 沼部幸博，貴島佐和子，土屋和子編著：歯周病を治す SRP できる歯科衛生士のスキルと知識．デンタルハイジーン別冊，2014，14．

74) Paul A．Levi，Jr．，Robert J．Rudy，Y．Natalie Jeong，Daniel K．Coleman／和泉雄一，長澤敏行，木下淳博，青木 章（監訳）：歯科医師・歯科衛生士のための Clinical Handbook 非外科治療による歯周病コントロール．医歯薬出版，東京，2018，110-111．

75) Anna Matsuishi Pattison，Gordon L．Pattison／勝山 茂，伊藤公一（監訳）：ペリオドンタルインスツルメンテーション．医歯薬出版，東京，1994，62．

76) 仲谷 寛，清信浩一，大澤銀子，高柳峰子：スケーリング＆ルートプレーニング．学建書院，東京，2006，17．

77) Sherry Burns／ 熊谷 崇（校閲）：シェリー・バーンズのペリオ急行へようこそ！―非外科的歯周治療ガイド―．医歯 薬出版，東京，2004，28-30．

78) 特定非営利活動法人日本歯周病学会編：歯周病学用語集第3版．医歯薬出版，東京，2019，55．

79) Jill S.Nield-Gehrig/ 吉田直美，小森朋栄（監訳），堀江明子，富田裕子（訳）：目で見るペリオドンタルインスツルメンテーションⅡアセスメントとインスツルメンテーション原著第6版．医歯薬出版，東京2010，63．

80) 特定非営利活動法人日本歯周病学会編：歯周病学用語集第3版．医歯薬出版，東京，2019，30．

81) 沼部幸博：歯周病学サイドリーダー第3版．学建書院，東京，2008，44-45．

82) 和泉雄一，木下淳博，沼部幸博，山本松男編集主幹：ザ・ペリオドントロジー第2版．末永書店，京都，2014，77．

83) 沼部幸博：歯周病学サイドリーダー第3版．学建書院，東京，2008，47．

84) 加藤 熙：新版 最新歯周病学．医歯薬出版，東京，2014，88-89．

85) 加藤 熙編著：歯科衛生士のための最新歯周病学．医歯薬出版，東京，2018，77．

86) 特定非営利活動法人日本歯周病学会編：歯周病学用語集第3版．医歯薬出版，東京，2019，29．

87) 沼部幸博，貴島佐和子，土屋和子編著：歯周病を治す SRP できる歯科衛生士のスキルと知識．デンタルハイジーン別冊，2014，18．

88) Edward S．Cohen：Atlas of Cosmetic and Reconstructive Periodontal Surgery 3rd Edition．People's medical publishing house，Conneticut，2007，198-199．

89) E.S．コーエン：鴨井久一（監訳）：コーエン 審美再建歯周外科カラーアトラス第3版．西村書店，東京，2009，220-222．

90) 沼部幸博，齋藤 淳，梅田誠編：歯科衛生士講座歯周病学歯周病学第3版．末永書店，京都，2016，161-164．

91) 加藤 熙，篠田 登：歯科衛生士教本 歯周療法．医歯薬出版，東京，1989，45-47．

92) 岡本 浩：根分岐部病変アトラス―症例から学ぶ最新の歯周治療．医歯薬出版，東京，1999，42-44．

93) 沼部幸博：歯周病学サイドリーダー第3版．学建書院，東京，2008，112-115．

94) Esther M．Wilkins／遠藤圭子，中垣晴男，西真紀子，眞木吉信，松井恭平，山根瞳，若林則幸（監訳）：歯科衛生士の臨床 原著第11版．医歯薬出版，東京，2015，213-214．

95) 沼部幸博，貴島佐和子，土屋和子編著：歯周病を治す SRP できる歯科衛生士のスキルと知識．デンタルハイジーン別冊，2014，22．

96) 加藤 熙：新版 最新歯周病学．医歯薬出版，東京，2014，91-92．

97) 特定非営利活動法人日本歯周病学会編：歯周病学用語集第3版．医歯薬出版，東京，2019，77．

98) 松本清一，小路口研治，川浪雅光，前沢和宏，向中野宏，岩並知敏，加藤 熙：上顎第一大臼 歯根分岐部形態の定量的観察．日歯保誌，30：698-705，1987．

99) 加藤 熙：新版 最新歯周病学．医歯薬出版，東京，2014，135．

100) Jill S.Nield-Gehrig/ 和泉雄一，吉田直美，小森朋栄（監訳），小原由紀・河野章江（訳）：目で見るペリオドンタルインスツルメンテーションⅢデブライドメント原著第6版．医歯薬出版，東京，2009，131-133．

101) Paul A．Levi，Jr．，Robert J．Rudy，Y．Natalie Jeong，Daniel K．Coleman／和泉雄一，長澤敏行，木下淳博，青木 章（監訳）：歯科医師・歯科衛生士のための Clinical Handbook 非外科治療による歯周病コントロール．医歯薬出版，東京，2018，135-139．

102) Jill S.Nield-Gehrig/ 和泉雄一，吉田直美，小森朋栄（監訳），小原由紀・河野章江（訳）：目で見るペリオドンタルインスツルメンテーションⅢデブライドメント原著第6版．医歯薬出版，東京，2009，139．

103) 加藤 熙：新版 最新歯周病学．医歯薬出版，東京，2014，138-139．

104) Jill S.Nield-Gehrig/ 和泉雄一，吉田直美，小森朋栄（監訳），小原由紀，河野章江（訳）：目で見るペリオドンタルインスツルメンテーションⅢデブライドメント原著第6版．医歯薬出版，東京，2009，144-160．

105) Sherry Burns／ 熊谷 崇（校閲）：シェリー・バーンズのペリオ急行へようこそ！―非外科的歯周治療ガイド―．医歯薬出版，東京，2004，70-77．

106) Jill S.Nield-Gehrig/ 和泉雄一，吉田直美，小森朋栄（監訳），小原由紀，河野章江（訳）：目で見るペリオドンタルインスツルメンテーションⅢデブライドメント原著第6版．医歯薬出版，東京，2009，135-137．

107) 立澤敦子：Basic グレーシーキュレットテクニック．医歯薬出版，東京，2009，40．

108) Jill S.Nield-Gehrig/ 和泉雄一，吉田直美，小森朋栄（監訳），小原由紀，河野章江（訳）：目で見るペリオドンタルインスツルメンテーションⅢデブライドメント原著第6版．医歯薬出版，東京，2009，68．

109) Esther M．Wilkins／石川達也（校閲），布施祐二，眞木吉信，松井恭平，松崎 晃（監訳）：ウィルキンス 歯科衛生士 の臨床 原著第9版．医歯薬出版，東京，2008，638-640．

110) 全国歯科衛生士教育協議会監修：最新歯科衛生士教本 歯周病学第2版．医歯薬出版，東京，2015，199-200．

111) Sherry Burns／ 熊谷 崇（校閲）：シェリー・バーンズのペリオ急行へようこそ！―非外科的歯周治療ガイド―．医歯 薬出版，東京，2004，67-68．

112) Esther M. Wilkins/ 遠藤圭子, 中垣晴男, 西真紀子, 眞木吉信, 松井恭平, 山根 瞳, 若林則幸 (監訳):ウィルキンス 歯科衛生士の臨床 原著第 11 版. 医歯薬出版, 東京, 2015, 550.

113) Esther M. Wilkins:Clinical Practice of the Dental Hygienist 11th Edition. Lippincott Williams & Wilkins, Philadelphia, 2013, 602.

114) Esther M. Wilkins:Clinical Practice of the Dental Hygienist 11th Edition. Lippincott Williams & Wilkins, Philadelphia, 2013, 583.

115) Esther M. Wilkins/ 石川達也 (校閲), 布施祐二, 眞木吉信, 松井恭平, 松崎 晃 (監訳):ウィルキンス 歯科衛生士の臨床 原著第 9 版. 医歯薬出版, 東京, 2008, 652-655.

116) 佐々木妙子:グレーシーキュレットのシャープニングを再考する〈前編〉シャープニング後の器具内角について. デンタルハイジーン, 30 (8):782-783, 2010.

117) 佐々木妙子:グレーシーキュレットのシャープニングを再考する〈後編〉シャープニングの実践. デンタルハイジーン, 30 (9):886-890, 2010.

118) 全国歯科衛生士教育協議会監修:最新歯科衛生士教本 歯科予防処置論・歯科保健指導論. 医歯薬出版, 東京, 2011, 160-161.

119) Jill S.Nield-Gehrig/ 和泉雄一, 吉田直美, 小森朋栄 (監訳), 小原由紀, 河野章江 (訳):目で見るペリオドンタルインスツルメンテーションⅢデブライドメント原著第 6 版. 医歯薬出版, 東京, 2009, 147-150.

120) Anna Matsuishi Pattison, Gordon L. Pattison/ 勝山 茂, 伊藤公一 (監訳):ペリオドンタルインスツルメンテーション. 医歯薬出版, 東京, 1994, 252-254.

121) 伊藤輝夫 (監訳), 國崎 拓 (訳):シャープニングースマートに, 鋭くーキュレットとスケーラーを研磨するための実用書. クインテッセンス出版, 東京, 1984, 56-62.

122) Esther M. Wilkins/ 遠藤圭子, 中垣晴男, 西真紀子, 眞木吉信, 松井恭平, 山根 瞳, 若林則幸 (監訳):ウィルキンス 歯科衛生士の臨床 原著第 11 版. 医歯薬出版, 東京, 2015, 549.

123) Esther M. Wilkins/ 遠藤圭子, 中垣晴男, 西真紀子, 眞木吉信, 松井恭平, 山根 瞳, 若林則幸 (監訳):ウィルキンス 歯科衛生士の臨床 原著第 11 版. 医歯薬出版, 東京, 2015, 553.

124) Paul A. Levi, Jr., Robert J. Rudy, Y. Natalie Jeong, Daniel K. Coleman/ 和泉雄一, 長澤敏行, 木下淳博, 青木 章 (監訳):歯科医師・歯科衛生士のための Clinical Handbook 非外科治療による歯周病コントロール. 医歯薬出版, 東京, 2018, 114-116.

125) Anna Matsuishi Pattison, Gordon L. Pattison/ 勝山 茂, 伊藤公一 (監訳):ペリオドンタルインスツルメンテーション. 医歯薬出版, 東京, 1994, 139-142.

126) Jill S.Nield-Gehrig/ 和泉雄一, 吉田直美, 小森朋栄 (監訳), 村上恵子, 野村正子 (訳):目で見るペリオドンタルインスツルメンテーションⅣアドバンススキル原著第 6 版. 医歯薬出版, 東京, 2010, 67-74.

127) 立澤敦子:Basic グレーシーキュレットテクニック. 医歯薬出版, 東京, 2009, 50.

128) Jill S.Nield-Gehrig/ 吉田直美, 小森朋栄 (監訳), 堀江明子, 富田裕子 (訳):目で見るペリオドンタルインスツルメンテーションⅡアセスメントとインスツルメンテーション原著第 6 版. 医歯薬出版, 東京, 2010, 9-10.

129) Anna Matsuishi Pattison, Gordon L. Pattison/ 勝山 茂, 伊藤公一 (監訳):ペリオドンタルインスツルメンテーション. 医歯薬出版, 東京, 1994, 147-149.

130) Anna Matsuishi Pattison, Gordon L. Pattison/ 勝山 茂, 伊藤公一 (監訳):ペリオドンタルインスツルメンテーション. 医歯薬出版, 東京, 1994, 122.

131) Esther M. Wilkins/ 遠藤圭子, 中垣晴男, 西真紀子, 眞木吉信, 松井恭平, 山根瞳, 若林則幸 (監訳):歯科衛生士の臨床 原著第 11 版. 医歯薬出版, 東京, 2015, 531, 543-545.

132) Fermin A., Jr.Carranza/ 原 耕二 (監訳):グリックマン臨床歯周病学 第 6 版. 西村書店, 新潟, 1993, 632-625.

133) Anna Matsuishi Pattison, Gordon L. Pattison/ 勝山 茂, 伊藤公一 (監訳):ペリオドンタルインスツルメンテーション. 医歯薬出版, 東京, 1994, 124-126, 144.

134) Jill S.Nield-Gehrig/ 吉田直美, 小森朋栄 (監訳) 堀江明子, 富田裕子 (訳):目で見るペリオドンタルインスツルメンテーションⅡアセスメントとインスツルメンテーション原著第 6 版. 医歯薬出版, 東京, 2010, 1.

135) Jill S.Nield-Gehrig/ 吉田直美, 小森朋栄 (監訳), 堀江明子, 富田裕子 (訳):目で見るペリオドンタルインスツルメンテーションⅠベーシックスキル原著第 6 版. 医歯薬出版, 東京, 2009, 4.

136) Esther M. Wilkins/ 遠藤圭子, 中垣晴男, 西真紀子, 眞木吉信, 松井恭平, 山根瞳, 若林則幸 (監訳):歯科衛生士の臨床 原著第 11 版. 医歯薬出版, 東京, 2015, 570.

137) 立澤敦子:Basic グレーシーキュレットテクニック. 医歯薬出版, 東京, 2009, 35-36.

138) 佐々木妙子:歯科衛生士のためのクリニカルインストルメンテーション. クインテッセンス出版, 東京, 2005, 100-104.

139) Anna Matsuishi Pattison, Gordon L. Pattison/ 勝山 茂, 伊藤公一 (監訳):ペリオドンタルインスツルメンテーション. 医歯薬出版, 東京, 1994, 125-128.

140) Jill S.Nield-Gehrig/ 吉田直美, 小森朋栄 (監訳), 堀江明子, 富田裕子 (訳):目で見るペリオドンタルインスツルメンテーションⅡアセスメントとインスツルメンテーション原著第 6 版. 医歯薬出版, 東京, 2010, 118.

141) Sherry Burns/ 熊谷 崇 (校閲):シェリー・バーンズのペリオ急行へようこそ!―非外科的歯周治療ガイド―. 医歯薬出版, 東京, 2004, 55-54.

142) Paul A.Levi, Jr., Robert J.Rudy, Y.Natalie Jeong, Daniel K.Coleman/ 和泉雄一, 長澤敏行, 木下淳博, 青木 章 (監訳):歯科医師・歯科衛生士のための Clinical Handbook 非外科治療による歯周病コントロール. 医歯薬出版, 東京, 2018, 117.

143) 三浦祐士編:月刊デンタルハイジーン別冊 スケーリングルートプレーリング Q & A52. 医歯薬出版, 東京, 1988, 72-73.

144) Jill S.Nield-Gehrig/ 吉田直美, 小森朋栄 (監訳), 堀江明子, 富田裕子 (訳):目で見るペリオドンタルインスツルメンテーションⅡアセスメントとインスツルメンテーション原著第 6 版. 医歯薬出版, 東京, 2010, 21-23.

145) 仲谷 寛, 清信浩一, 大澤銀子, 高柳峰子:スケーリング&ルートプレーニング. 学建書院, 東京, 2006, 51-52.

146) 勝山 茂, 伊藤公一監訳 Anna Matsuishi Pattison, Gordon L. Pattison:ペリオドンタルインスツルメンテーション. 医歯薬出版, 東京, 1994, 120-121.

147) Jill S.Nield-Gehrig/ 吉田直美, 小森朋栄 (監訳), 堀江明子, 富田裕子 (訳):目で見るペリオドンタルインスツルメンテーションⅡアセスメントとインスツルメンテーション原著第 6 版. 医歯薬出版, 東京, 2010, 4, 24-25.

148) Esther M. Wilkins/ 遠藤圭子, 中垣晴男, 西真紀子, 眞木吉信, 松井恭平, 山根瞳, 若林則幸 (監訳):歯科衛生士の臨床 原著第 11 版. 医歯薬出版, 東京, 2015, 567.

第3部
写真と動画でインスツルメンテーションに挑戦！

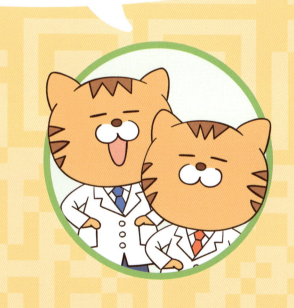

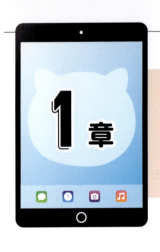

1章 SRPをする手順の基本

SRPをする手順はそれぞれの患者さんに応じて一律には決められませんが、基本の段取りを確認して、歯石の取り残しや不意の出来事などが生じるのを回避しましょう。本書では、歯肉縁下のSRPをする基本的な手順の一例を、歯科衛生士の目線でまとめました。

I. SRPをする前に

1. 感染予防対策　➡ p.12

感染予防対策は、使用器材の滅菌・消毒・洗浄、管理だけではなく、診療室の設備に対しても行う必要があります。詳しくは『ウィルキンス 歯科衛生士の臨床 原著第11版』（医歯薬出版）第6章感染予防：「臨床における手順」をご参照ください。

2. 歯周組織検査と口腔内の把握　➡ p.32, 36

3. 口腔衛生指導と患者さんに対する配慮　➡ p.16

SRPをする前に口腔衛生指導[1]を繰り返して、患者さんの口腔清掃状態をできるだけ良好にしましょう。プラークの再付着や歯石の再沈着を予防するために、患者さんご自身がセルフケアを保ち続けることは特に重要です（過去の臨床研究では、歯肉縁上のプラークコントロールが不十分な患者さん達のアタッチメントロスが外科手術後に進行したことが報告されています[2]）。また、指導中は患者さんが抱える治療への不安や不快感の聴き取り、治療に伴う痛みへの対応、さらには薬物に対するアレルギーがないかなど、全身状態への配慮を怠らないようにします。

4. SRP をする計画の立案と患者さんへの説明

　患者さんの状況に応じて，SRP をする回数や順番，使用するインスツルメントなどを考えましょう．SRP をする計画は，歯周組織検査表，口腔内写真，エックス線写真などを基に，歯肉縁下の状態を把握（p.36）してから立てていきます．その際は，直接目で見ることができない歯槽骨の吸収形態を捉えることが大切です．一般的に，水平性骨吸収に伴う骨縁上ポケットは，比較的歯肉縁下へインスツルメントを届かせやすいとされています．しかし，垂直性骨吸収に伴う骨縁下ポケットの場合は，キュレットの刃部の幅が狭くないと操作しにくいことがあり[3]，改良型グレーシーキュレット[4][5]（p.80）の選択も視野に入れる必要があります．あわせて，全顎的に SRP をする患者さんの場合は，生活や食事が不自由にならない順序で行うようにし，SRP をすることで起こるかもしれない口腔内の変化〔歯肉からの出血や象牙質知覚過敏症（以下，知覚過敏），歯肉の痛みや咬合痛による食事のしにくさ，炎症が改善した際に生じる歯肉退縮や歯根露出など〕や対応について，前もって説明します．

> **さとちゃんの ステップアップ ポイント**
>
> 　SRP をする回数や時間は，患者さんによってさまざまなので，歯科医師と相談をして，アポイントメントの時間内にできる範囲の多数歯の SRP を行うことをお勧めします．難しい部位については 1 回につき 2 ～ 3 歯で終了する場合もあり，状況によって複数回の来院が必要です．
>
> 　筆者は，基本的に歯周ポケットが深い部位や根分岐部病変がある臼歯など，歯周組織の改善に時間がかかりそうな部位から，SRP を始めます．けれども，歯肉の炎症が軽度な部位や，目で見て変化を確認しやすい前歯部を行って，早めに歯周組織の反応を観察する時もあります．いずれの場合も，自分のスキルや患者さんの反応に応じて，臨機応変に計画を修正しながら，歯石を取り残さないように SRP を行いましょう．

5. 使用するインスツルメントの選択と準備 ➡ p.22

　オリジナルグレーシーキュレットは適用部位によって14種類からなっています．一般的には，3〜4本のキュレットで，口腔内全体のインスツルメンテーションが十分にできると考えられていますが[6]，強固に付着した縁下歯石の除去や，臼歯部への到達性を高めるなど，さまざまな目的に応じて開発された改良型グレーシーキュレット[4]が必要な時もあります．

　改良型グレーシーキュレットは，歯周ポケットの深さが4mm以上の部位でより操作しやすいように改良されているので，SRPをする部位に応じて，リジットや延長シャンク，ミニチュアワーキングエンドといった種類から用途別に選択します[5]．詳しい種類については，既刊の書籍で確認するか，各製造メーカーに問い合わせましょう．選択したインスツルメントの準備（滅菌，消毒，シャープニングなど）については，第1部と第2部を参照してください．

II. SRP の実際

1. 患者さんの準備

　患者さんの口腔清掃状態を確認して，必要に応じて口腔内消毒を行います．殺菌効果のある洗口剤[7]や抗菌薬などの使用については，歯科医師の指示に従いましょう．

2. 口腔内観察 ➡ p.32

　歯の形態は1歯ずつ個体差があります．特に大臼歯は，歯冠の軸と歯根の軸が異なっていたり，歯根が彎曲している場合があるので，エックス線写真を参考にしながらプロービングを行って，SRPをする歯根の向きを把握します[8]．また，歯と歯肉の形態だけではなく，歯の位置，修復物や補綴装置の状態，患者さんの口の開き具合や口唇・頬粘膜の緊張の程度，舌の大きさなども観察し，インスツルメンテーションに影響を及ぼさないかを確認しましょう．

3. 部位に応じて使用するキュレットを選択し，切縁を確認する． ➡ p.22

　使用するキュレットを選択して，刃部の切縁と非切縁を見分けます．切縁の切れ味を評価し，鋭利さが不十分であればシャープニングをしましょう（p.49）．

4. SRPをする部位に刃部を到達させやすいように，自分と患者さんの位置関係を決める． ➡ p.14

口腔内固定か口腔外固定のどちらを使うかを考え，インスツルメンテーションがしやすいように，患者さんの前方か側方あるいは後方に位置します．あわせてユニットやスツールの高さ，患者さんの頭部や顔の角度を調整しましょう．

5. SRPをする部位がよく見えるように，ライトの位置を合わせる．また，常に視野の確保に気を配る（図3-1，2）．

口腔内は，基本的に唾液で湿潤している狭くて暗い環境なため，ライティング[7)9)]と視野の確保が不可欠です．

SRPをする部位に圧搾空気を吹きかけたり，簡易防湿やバキューム，または排唾管を用いた唾液の吸引とあわせて，必要に応じて滅菌ガーゼを用いた止血などを行い，視野を確保しましょう．また，SRP中にスリーウェイシリンジを使ったスプレー洗浄をする際は，患者さんの痛みやストレスを最小限に抑えるようにやさしく行いましょう．

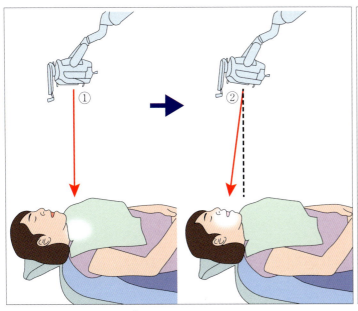

図3-1　上顎のライティング
①患者の顎から喉の上あたりまでライトを引く．
②ライトを①の位置から上顎歯列のほうに傾け，光を当てる[9)]．

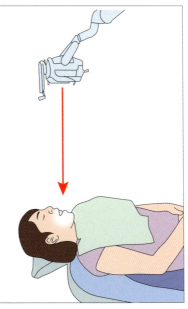

図3-2　下顎のライティング
下顎歯列の真上からまっすぐ光を当てる．なお，歯が舌側傾斜している場合は，やや上顎寄りにライトを引き，その位置から下顎歯列へ光を当てる[9)]．

（立澤敦子：Basicグレーシーキュレットテクニック．医歯薬出版，2009．改変）

6. 利き手にキュレット，反対側の手にミラーを把持し，固定を置く位置を決める． ➡ p.57

執筆状変法で把持したインスツルメントを口腔内に挿入する時は，適切な位置に固定を置きましょう．

7. キュレットの刃部が根面に到達できる位置に固定を置く． ➡ p.58

口腔内フィンガーレストあるいは口腔外ハンドレストを用いて，利き手を位置づけます．

8. 刃部を歯肉縁下に挿入する．刃部のフェイスを歯面に対してできるだけ向きあわせて，作業角度を 0°〜 40°に保つ． ➡ p.61

歯石や粗糙面を乗り越えながら，刃部を根面に沿ってポケット底へと注意深く挿入します．

9. 刃部の切縁がポケット底に到達したら，作業角度を 45〜 90°に設定する． ➡ p.61

作業角度は，歯肉縁上にある第 1 シャンクの位置を視覚的指標にして調整します．

10. 作業角度を設定したら，キュレットを把持する指を使って適度な側方圧を加える． ➡ p.65

刃部の切縁を根面のほうに押しつけるようにします．

11. 歯石除去にはスケーリングストロークを使い，側方圧をかけながら基本的に刃部を歯冠方向へ引き上げる． ➡ p.68

一般的に，手，手首，前腕の回転運動か，指の屈伸運動を使ってインスツルメントを動かします．

12. インスツルメンテーション中は，刃部が根面に密接に適合し続けるように，常に調整する． ➡ p.72

適合を維持するために，固定歯を軸にして手と腕の向きを変えたり，把持部を指の間で注意深く回転させます．歯の隅角部や歯根の凸面，陥凹部などへ，たえず刃部が適合し続けるようにしましょう．

13. 根面の粗糙さや凹凸な面をキュレット，プローブ，エキスプローラーなどで探り，根面の変化を確認しながら歯石除去を進める． ➡ p.6

歯石が除去されるにしたがって，刃部から把持部へ伝わる感触は変化します．アセスメントストロークを使って，指先に抵抗感が少なくなるのをインスツルメントから感じとりましょう．

14. 歯石除去後の根面を評価する．ざらついていたり軟らかくなっている部分は必要に応じて平滑にする． ➡ p.8

根面を滑らかにする際は，ルートプレーニングストロークを用い"かんなをかける"つもりでインスツルメントを動かし，徐々に根表面を平らにします．臨床では根面が滑沢になるとガラスを削るような擦過音[10]が聞こえてきます．音の変化を感じたら一旦手を止めて，プローブやエキスプローラーで根面の感触を確認しましょう．

15. SRPを続ける時の留意点（順不同）

①切縁の切れ味が鈍くなったら再度シャープニングをするか，鋭利なキュレットに交換する．
②唾液の処理や圧迫止血などを適宜行い，舌や頰粘膜を排除して視野を確保する．
③SRPの合間に休憩をとり，患者さんと自分の疲労を少なくするように心がける．
④SRPをする部位の変更に応じて，ライトの位置や自分と患者さんの位置を確認する．
⑤患者さんの様子をよく観察し，常に苦痛への配慮を怠らないようにする．
⑥インスツルメントを取り扱う時の音にも注意し，患者さんが不安を抱かないように配慮する．

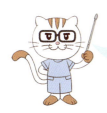

SRPを終了した後は，その部位の洗浄[8) 10)]，や止血確認を忘れないようにしよう．

III. SRP をした後は

　インスツルメンテーションは，できるだけ歯や歯肉の損傷を避けて行わなくてはいけません．しかし，患者さんによっては不快感や痛み，歯肉からの出血，知覚過敏，まれに歯肉膿瘍形成への対応が必要になる時があります[7]．その場合は，すみやかに歯科医師に報告し指示を仰ぎましょう．また，全身的に問題がある患者さんに対しては，歯周治療をする前に主治医に問い合わせ，医療連携体制を整えることが大切です[1]．

　SRP をした後は，次の来院時にその部位をよく観察して，歯肉の発赤，腫脹や形態の変化などを確認します．歯周組織に改善する兆候が見られない場合，歯肉縁上のプラークが十分に除去できていないか，歯肉縁下の歯石を取り残している可能性があります．日常のブラッシングの不十分さが原因と考えられる時は，モチベーションやテクニック指導を優先して行い，あわせて，BOP[11] や歯肉からの排膿があるかを確認しましょう．ポケット深部にプラークや歯石の取り残しがある場合は[8]，プローブやエキスプローラーを使い根面を探知し，担当医と患者さんと一緒に再度 SRP を行うことを検討します．

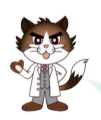

SRP に伴う不快感をできるだけ患者さんに与えないように，『歯科医師・歯科衛生士のための Clinical Handbook 非外科治療による歯周病コントロール（医歯薬出版）』6 章，治療：「スケーリング・ルートプレーニングに必要とされる局所麻酔」や「象牙質知覚過敏症」などを参照して，痛みに対応する手段も学ぼう．

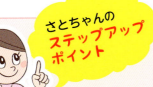

さとちゃんのステップアップポイント

　SRP後に行う再評価は，ある程度の時間をおいて，適切な時期に行うことが大切です．再評価までの期間については，過去の臨床研究に関する学術論文や歯周治療のガイドライン，成書などを参照してください．

　再評価では，初診時と同じ内容の診査を行い，チャート用紙に記録します．あわせて口腔内写真を撮影し，口腔内の変化を比較して次の治療へと役立てましょう．

　再評価をするまでの間は，口腔清掃状態を確認しながら，歯周組織の反応を促進する期間です．この間はモチベーションの維持や，歯肉の変化に合わせたブラッシングテクニックの見直しに取り組み，患者さんの治療への不安や満足度なども忘れずに聴き取りましょう．

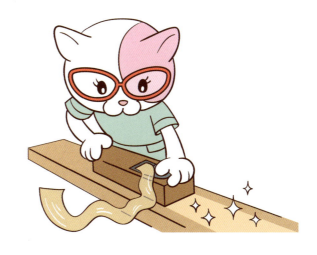

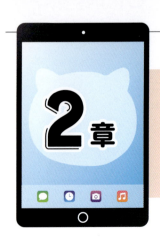

2章 部位別インスツルメンテーションのコツ

動画アリ！

1. 下顎・上顎に対するポジションの基本

①患者さんの体位を水平位にして（背中を水平位にし，バックレストを水平近くまで倒して，横たわっている），必要に応じて歯科用チェアユニット（以下ユニット）のバックレストをやや起こします．

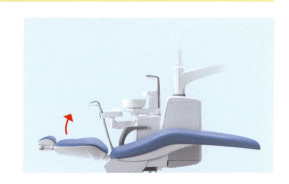

【上顎】ユニットのバックレストと床面（以下床）をほぼ水平にする．（前歯部唇側のSRPをする時は，必要に応じてバックレストをやや起こす場合があります）

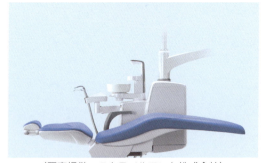

（写真提供：タカラベルモント株式会社）

②患者さんの頭の位置を確認して，頭頂部をヘッドレストの上端と同じ位置にします．
③基本姿勢でスツールに座ります（p.13）．
④自分と患者さんとの距離を測りながらユニットの位置を低めにします．

【下顎】自分の指を患者さんの下顎の歯に置いた時に，肘の角度が90°になるように，ユニットの位置を合わせます[12]．

【上顎】肘の角度が90°弱になるようユニットの位置を合わせます[12]．

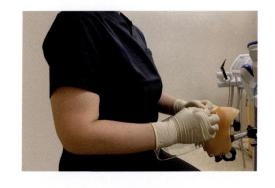

⑤【下顎】上顎の咬合平面が床と垂直になるように，ヘッドレストの角度を調整します[13]．

【上顎】ヘッドレストの角度を下顎の SRP をする時よりも下げて，患者さんの顎がやや上がっているような状態にします[13]．

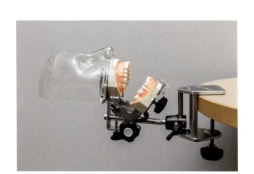
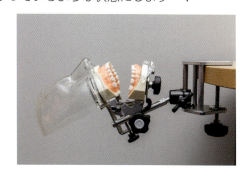

口腔内の位置が変わるため，ユニットの高さを確認します．

⑥【下顎】ライトの位置は患者さんの頭部の真上で合わせます．ライトの高さは，簡単に自分の手が届く範囲で，患者さんの顔から遠ざけた位置にします．ライトの光線が患者さんの口腔内に直接入ってくるように，できるだけ患者さんの頭上から離れた位置に合わせ，下顎歯列の真上からまっすぐに光を当てます[12]．

【上顎】ライトの位置は患者さんの胸の上で合わせます．ライトの高さは，簡単に自分の手が届く範囲で，患者さんの顔から遠ざけた位置にします．ライトの光線が患者さんの口腔内に入り込むような角度でライトを傾けます．患者さんの顎から喉の上あたりまでライトを引き，その位置から上顎歯列のほうに傾けて光を当てます[12]．

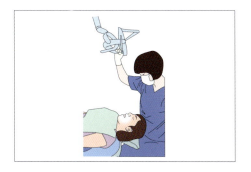
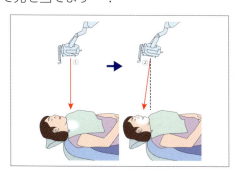

⑦ブラケットテーブルは患者さんの体よりも少し上めに位置づけ，使用するインスツルメントを見渡せて簡単に手が届く範囲に合わせます．

⑧ SRP をする部位に応じて，患者さんの前方か側方，または後方の位置に移動します（p.16）．

⑨ SRP をする歯の位置にあわせて，ヘッドレストの角度と患者さんの顔の向きを調整し，ユニットの高さとライトの位置を確認します．ヘッドレストの角度をつけすぎると，患者さんの負担が大きくなるので注意しましょう．

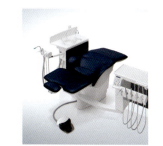

（写真提供：タカラベルモント株式会社）

II. 部位別の SRP（下顎・上顎）

1. 下顎右側臼歯部

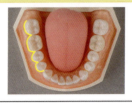

動画
⑯遠心　⑰歯頸部　⑱近心

1）頬側

| 使用キュレット
ストロークの方向 | 遠　心：#14，大臼歯は #18 も可．
　　　　垂直方向（必要に応じて #13 で水平方向）
歯頸部：#7
　　　　斜め方向．水平方向になる時もある．
近　心：#11，大臼歯は #15 も可．
　　　　垂直方向． | その他 | ・普通に開口．大きく開口しすぎると頬粘膜の牽引がしにくくなるので注意．
・直接照明と直視．大臼歯の遠心は鏡視． |

患者のポジション

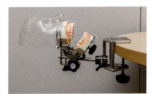

・頭の上下：ヘッドレストを上げる．目安は上顎の咬合平面が床と垂直．

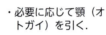

・必要に応じて顎（オトガイ）を引く．

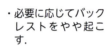

・必要に応じてバックレストをやや起こす．

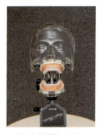 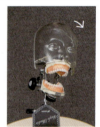

・顔の傾斜：0°　　・やや左方向（10°〜20°）に傾けることもある．

術者のポジション

① フロントポジション 7時〜8時

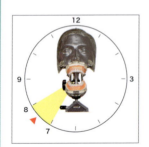

口腔内フィンガーレスト（パームダウン）

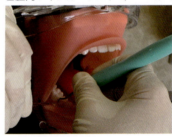

・ミラーで頬粘膜を排除する．

② バックポジション：11時〜12時

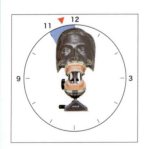

フィンガー - オン - フィンガー固定（パームダウン） 上級編

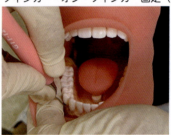

・小臼歯部に有効
・左手の人差し指で頬粘膜を牽引する．

ポイント
　小臼歯部の近心のインスツルメンテーションには，バックポジションが使用でき，頬側の小臼歯は直視しやすく，フィンガー - オン - フィンガー固定ができる部位です．大臼歯の遠心は鏡視になり，頬側遠心隅角に，サイドポジションから水平方向のストロークを使うと SRP が行いやすくなります．ただし，歯肉を傷つけないように 1〜2mm の幅の狭いストロークにとどめましょう．

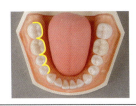

動画
⑲近心

2）舌側

| 使用キュレット ストロークの方向 | 遠　心：#13，大臼歯は#17も可．垂直方向．
歯頸部：#8　斜め方向．水平方向になる時もある．
近　心：#12，大臼歯は#16も可．垂直方向． | その他 | ・やや大きく開口．
・ミラーで舌を圧排する．または，ライトの光をミラーに反射させてSRPをする部位を明るくする．
・間接照明と鏡視．必要に応じて直視． |

患者のポジション

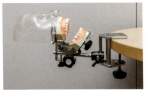

・頭の上下：ヘッドレストを上げる．目安は上顎の咬合平面が床と垂直．

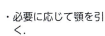

・必要に応じて顎を引く．

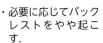

・必要に応じてバックレストをやや起こす．

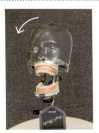
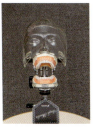

・顔の傾斜：右方向（30°〜35°）に傾ける．
・やや右方向（10°〜20°）に傾けることもある．
・正面0°や大きく右方向（45°）に傾けることもある．

術者のポジション

① フロントポジション：7時〜8時
　サイドポジション：9〜10時

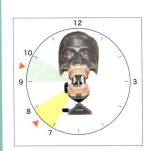

口腔内フィンガーレスト（パームダウン）

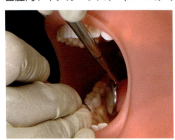

※口腔内フィンガーレストをするのが難しい場合は，バックポジションから口腔外ハンドレストの使用可．

② バックポジション：11時〜12時

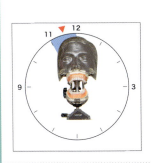

口腔外ハンドレスト（パームダウン）　上級編

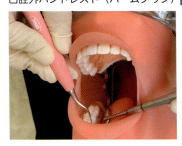

・キュレットを把持する利き手の手のひらを右側の頬骨部に置く．患者さんの顔を圧迫するため不快感を与えないようにする．

ポイント

　ミラーで舌を圧排したり唾液の処理をしながら，刃部を歯肉縁下に挿入し，歯石除去時の作業角度を設定します．目安として第1シャンクを歯面と平行にするのは大切ですが，実際はやや斜めになったり，鏡視ではやや難しい場合があるので，固定指を置く位置を工夫して作業角度が45°〜90°の範囲になるように心がけます．また，大臼歯にある根分岐部病変の兆候を見逃さないようにしましょう．

2. 下顎前歯部

1）唇側

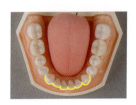

動画
⑳近心 　㉑遠心

	3 2 1	1 2 3
ストロークの方向使用キュレット	中心線[12]から遠心の隣接面： #6，状況により #2，#4 も可． 垂直方向．	中心線から近心の隣接面： #6，状況により #2，#4 も可． 垂直方向．
	歯頸部：#5/6，垂直方向（水平方向になる時はバックポジションから #6，フロントポジションから #5）．	
	中心線から近心の隣接面： #5，状況により #1，#3 も可． 垂直方向．	中心線から遠心の隣接面： #5，状況により #1，#3 も可． 垂直方向．

患者のポジション

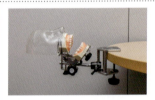
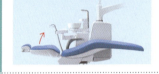

・頭の上下：ヘッドレストを上げる．目安は上顎の咬合平面が床と垂直．バックポジションを使用する場合は，さらにヘッドレストを上げることもある．
・必要に応じて顎を引く
・必要に応じてバックレストをやや起こす．

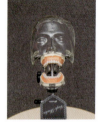 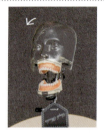

・顔の傾斜：0°　・やや右方向（15°〜20°）に傾けることもある．

術者のポジション

① フロントポジション：7時〜8時

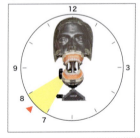

口腔内フィンガーレスト（パームダウン）

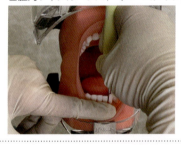

② バックポジション：11時〜12時

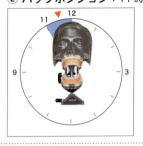

口腔内フィンガーレスト（パームダウン）

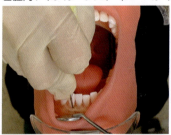

その他
・普通に開口．
・ミラーまたは，左手の親指か人差し指で下唇を排除．
・直接照明と直視．

ポイント
歯の形態が小さく，傾斜や叢生のためインスツルメンテーションが難しいことがあります．状況によっては #11/12，#13/14 や改良型グレーシーキュレットを使うと効率よく行えます[6]．
インスツルメンテーションをする際は，1 歯進むごとに患者さんの顔を徐々に傾けて，SRP をする歯を常に自分の視野の中心に維持することが大切です．また，下唇に力が入る患者さんについては，左手の指で下唇を圧排して視野を確保しましょう．

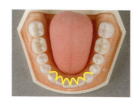

動画
㉒ 近心 　㉓ 遠心

2）舌側

	③②①	①②③
ストロークの方向 使用キュレット	中心線から遠心の隣接面： #5，状況により #1，#3 も可． 垂直方向．	中心線から近心の隣接面： #5，状況により #1，#3 も可． 垂直方向．
	歯頸部：#5/6．垂直方向（バックポジションから #14，フロントポジションから #13 も可）．	
	中心線から近心の隣接面： #6，状況により #2，#4 も可． 垂直方向．	中心線から遠心の隣接面： #6，状況により #2，#4 も可． 垂直方向．

患者のポジション

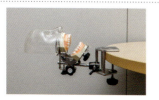 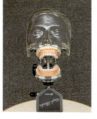 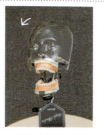 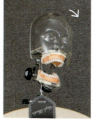

- 頭の上下：ヘッドレストを上げる．目安は上顎の咬合平面が床と垂直．歯の傾斜によっては，さらにヘッドレストを上げる場合もある．
- 必要に応じて顎を引く．
- 必要に応じてバックレストをやや起こす．

・顔の傾斜：0°　　・やや右方向（15°〜20°），あるいは左方向（15°）に傾けることもある．

術者のポジション

① フロントポジション：7 時〜8 時

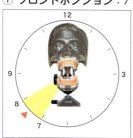

口腔内フィンガーレスト（パームダウン）

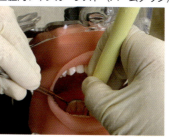

② バックポジション：11 時〜1 時

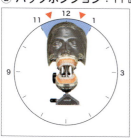

口腔内フィンガーレスト（パームダウン）

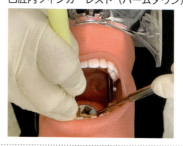

その他

- やや大きく開口
- ミラーで舌を排除する．またはライトの光をミラーに反射させて SRP をする部位を明るくする．
- 間接照明と鏡視．必要に応じて直視．

ポイント

患者さんへ舌をできるだけ奥へ引くように伝え，ミラーで舌を排除しながら，基本的には鏡視でインスツルメンテーションをします．また，歯根の幅が狭く，細かい動きが必要な部位は，手指屈伸運動を使うと効果的です．しかし，長い時間続けると，手指の疲労が大きくなるので注意しましょう．

3. 下顎左側臼歯部

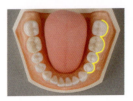

動画

㉔遠心 　㉕歯頸部 　㉖近心

1）頬側

ストロークの方向 使用キュレット	遠　心：#13，大臼歯は #17 も可． 　　　　　垂直方向（必要に応じて #14 で水平方向）． 歯頸部：#8 　　　　　斜め方向．水平方向になる時もある． 近　心：#12，大臼歯は #16 も可． 　　　　　垂直方向．	その他	・普通に開口．大きく開口しすぎると頬粘膜の牽引がしにくくなるので注意． ・ミラーで頬粘膜を大きく排除，または左手の人差し指で頬粘膜を牽引． ・直接照明と直視．大臼歯の遠心は鏡視．

患者のポジション

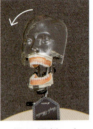 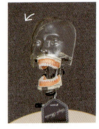

・頭の上下：ヘッドレストを上げる．目安は上顎の咬合平面が床と垂直．

・必要に応じて顎を引く．

・必要に応じてバックレストをやや起こす．

・顔の傾斜：右方向（30°～35°）に傾ける．

・やや右方向（20°～30°）に傾けることもある．

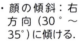

術者のポジション

① サイドポジション：9時～10時
　フロントポジションも可：7時～8時も可

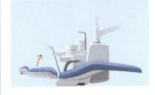

口腔内フィンガーレスト（パームダウン）

フィンガー・オン・フィンガー固定（パームダウン）【上級編】

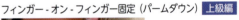

・小臼歯部のみ有効【フロントポジションの場合】

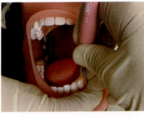

② バックポジション：11時～12時

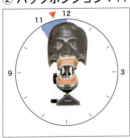

口腔内フィンガーレスト（パームダウン）

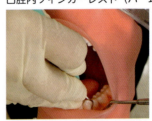

ポイント

　インスツルメンテーションをする部位によって，キュレットを動かしやすい位置に移動し，その都度，患者さんの顔の向きを調整することが大切です．第1シャンクを歯面に対して平行に位置づけるのが難しい部位は，#15/16，#17/18 などを使ってみましょう．変則的に，最後臼歯の遠心は3時の位置から水平方向のストロークを使うこともできます．

動画
㉗手指屈伸運動

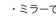

2）舌側

使用キュレット／ストロークの方向	遠心：#14，大臼歯は #18 も可． 　　　垂直方向． 歯頸部：#7 　　　斜め方向．水平方向になる時もある． 近心：#11，大臼歯は #15 も可． 　　　垂直方向．	その他	・やや大きく開口． ・ミラーで舌を圧排する．またはライトの光をミラーに反射させて SRP をする部位を明るくする． ・間接照明と直視．必要に応じて鏡視．

| 患者のポジション | 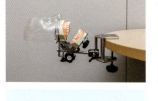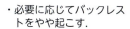 | ・頭の上下：ヘッドレストを上げる．目安は上顎の咬合平面が床と垂直．

・必要に応じて顎を引く．

・必要に応じてバックレストをやや起こす． | 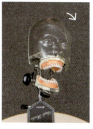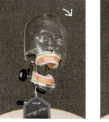
・顔の傾斜：やや左方向（10°〜20°）に傾ける． ・正面 0°や大きめに左方向（30°）に傾けることもある． |

| 術者のポジション | ① フロントポジション：7 時〜 8 時
　サイドポジション：9 時
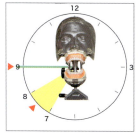 | 口腔内フィンガーレスト（パームダウン）
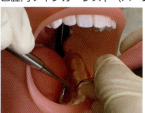 |
| | ② バックポジション：11 時〜 12 時も可
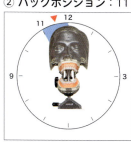 | 口腔内フィンガーレスト（パームダウン）
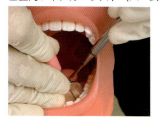 |

ポイント　直視できる部位については，ミラーを使い舌の圧排をしっかり行います．患者さんの舌圧が強い場合は，圧排時の痛みや嘔吐反射に注意しましょう．また，歯石の取り残しがないように，基本的に遠心から歯頸部，近心の順番でインスツルメンテーションを進めます．大臼歯の歯頸部に #7 を使用する際は，できるだけ斜め方向のストロークになるように心がけ，歯肉を傷つけないようにしましょう．

4. 上顎右側臼歯部

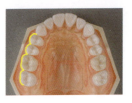

動画
㉘遠心 　㉙近心

1）頬側

ストロークの方向使用キュレット	遠　心：#13 　　　　垂直方向（必要に応じて #14 で水平方向）． 歯頸部：#8 　　　　斜め方向．水平方向になる時もある． 近　心：#12，大臼歯は #16 も可． 　　　　垂直方向．	その他	・普通に開口した状態から，やや口を閉じ気味にして頬筋をリラックスさせると，左手（利き手とは反対の手）の指かミラーを使って頬粘膜を牽引しやすい． ・ミラーで頬粘膜を排除，または左手の人差し指と中指で頬粘膜を排除する． ・直接照明と直視，部位によって鏡視．
患者のポジション	頭の上下： ・ヘッドレストを下顎の SRP 時より下げる．目安は顎がやや上がっているような状態． ・必要に応じて顎を上げる． ・必要に応じてバックレストをやや倒す．		顔の傾斜： ・0°． ・やや左方向（10°〜20°），さらに左方向（30°）に傾けることもある．

術者のポジション

① フロントポジション：7時〜8時

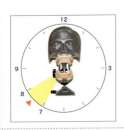
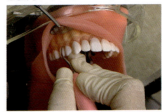

口腔内フィンガーレスト（パームダウン）
・小臼歯部に有効

② サイドポジション：9時〜10時

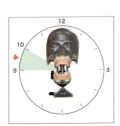
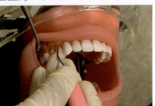

口腔内フィンガーレスト（パームアップ）
・小臼歯部に有効

③ フロントポジション：7〜8時
　サイドポジション：9時

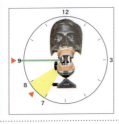
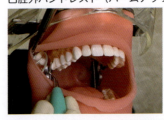

口腔外ハンドレスト（パームアップ）
・口腔内フィンガーレストが難しい場合は，キュレットを把持する手の中指，薬指，小指の背面を顔の右側の下顎側面に置く．

ポイント　上顎臼歯部は下顎に比べると SRP が難しいことが多く，通常の口腔内フィンガーレストでインスツルメントを届かせにくい場合は，口腔外ハンドレストを使います．この際，フロントポジションから，患者さんの顔の上に利き手の指先や背面，手の甲を置くナックルレスト（p.59）を使うと，大臼歯の遠心にインスツルメントを届かせやすくなります．また，インスツルメントは，できるだけ手と前腕を引くようにして動かしましょう．

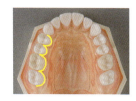 動画

⑳近心 　㉛遠心 　㉜歯頸部

2）口蓋側

ストロークの方向 使用キュレット	遠　心：#14, 大臼歯は#18も可. 　　　　垂直方向（必要に応じて#13で水平方向）. 歯頸部：#7 　　　　斜め方向. 水平方向になる時もある. 近　心：#11, 大臼歯は#15も可. 　　　　垂直方向.	その他	・鏡視. SRPをする部位や固定によって直視も可能. ・上顎の小臼歯は歯根が2根に分岐しているものがあり，大臼歯は，一般的に頰側に2根と口蓋側に1根の3根から成るので[14]，根分岐部病変を見落とさないようにする.
患者のポジション	頭の上下： ・ヘッドレストを下顎のSRP時より下げる. 目安は顎がやや上がっているような状態. ・必要に応じて顎を上げる. ・必要に応じてバックレストをやや倒す.		顔の傾斜： ・0° ・やや右方向（15°〜20°）や，さらに右方向（30°〜35°）に傾けることもある. ・大きく右方向（約45°）に傾けることもある【バックポジションの場合】.

術者のポジション

① フロントポジション：7時〜8時

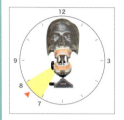

口腔内フィンガーレスト

オポジットアーチ固定（パームダウン）

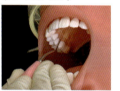

【フロントポジションの場合】
・側方圧を加えにくい場合は，フィンガーアシスト固定を併用.

口腔外ハンドレスト（パームアップ）

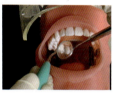

【フロントポジションの場合】
・右側の下顎側面に，キュレットを把持する手の中指，薬指，小指の背面を置く.

サイドポジション：9時

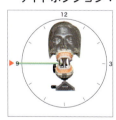

フィンガー-オン-フィンガー固定（パームアップ）

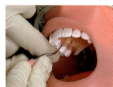

【フロントポジションの場合】
・利き手ではない手の人差し指を上顎の右側臼歯の咬合面に置き，その上にインスツルメントを把持する薬指を置く.

口腔内フィンガーレスト

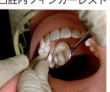

② バックポジション：11時

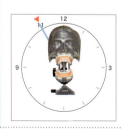

口腔内フィンガーレスト（パームアップ）

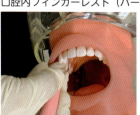

ポイント　基本は通常の口腔内フィンガーレストを使い，鏡視でSRPを行うのが望ましいのですが，開口制限があったり，SRPを行う部位の近くに固定を置くのが難しい時は，フィンガー-オン-フィンガー固定やオポジットアーチ固定とフィンガーアシスト固定を組合せて用います. この場合は，ミラーが持てずに直視になるので，口腔内を覗き込んでいないか，自分の体が左右どちらかに傾いていないかなどを気にかけて行いましょう.

5. 上顎前歯部

1）唇側

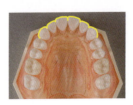

動画
㉝近心 　㉞遠心

	３２１	１２３
ストロークの方向　使用キュレット	中心線から遠心の隣接面： #5，必要に応じて #1，#3 も可． 垂直方向．	中心線から近心の隣接面： #5，必要に応じて #1，#3 も可． 垂直方向．
	歯頸部：#5/6．垂直方向（水平方向になるバックポジションから #5）．	
	中心線から近心の隣接面： #6，状況により #2，#4 も可． 垂直方向．	中心線から遠心の隣接面： #6，状況により #2，#4 も可． 垂直方向．
患者のポジション	頭の上下： ・ヘッドレストを下顎の SRP 時よりも下げる．目安は顎がやや上がっているような状態． ・必要に応じて顎を上げる． ・必要に応じてバックレストをやや起こす【フロントポジションの場合】． ・必要に応じてバックレストを倒し気味にする【バックポジションの場合】．	顔の傾斜： ・0° ・やや右方向（15°〜20°），さらに大きめに右方向（約 30°，約 45°）に傾けることもある． ・やや左方向（15°），さらに大きめに左方向（20°〜30°）に傾けることもある．
術者のポジション	①フロントポジション：7 時〜8 時 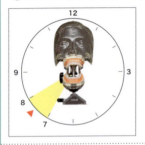	口腔内フィンガーレスト（パームダウン） 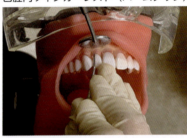
	②バックポジション：11 時〜1 時 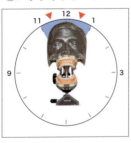	口腔内フィンガーレスト（パームアップ） 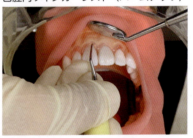
	※バックポジションのみで ３┼３ すべてを行う場合もある．	
その他	・普通に開口． ・ミラーで上唇を排除，または左手の人差し指と親指で上唇を排除．（左手の人差し指か人差し指と中指とで上唇を排除することも可能） ・直接照明と直視．	**ポイント**　フロントポジションとバックポジションで行える部位なので，患者さんの体躯の違いや歯の排列などに応じて，自分の位置を変更します．歯が傾斜や捻転，あるいは転移して重なりあっている場合には，患者さんの顔の向きをこまめに左右に傾けるのを忘れないようにしましょう． 　また，歯の中心線から隅角周囲，隣接面へ刃部を回し込む時は，把持部を指でわずかに転がしたり，固定に使用している薬指を軸にして，手を腕の向きを回転させます．

動画
㉟近心　㊱遠心

2）口蓋側

	３２１‾	‾１２３
使用キュレット ストロークの方向	中心線から遠心の隣接面： #6，必要に応じて #2，#4 も可． 垂直方向．	中心線から近心の隣接面： #6，必要に応じて #2，#4 も可． 垂直方向．
	歯頸部：#5/6．垂直方向（水平方向になる時はバックポジションから #6）．	
	中心線から近心の隣接面： #5，状況により #1，#3 も可． 垂直方向．	中心線から遠心の隣接面： #5，状況により #1，#3 も可． 垂直方向．
患者のポジション	頭の上下： ・ヘッドレストを下顎の SRP 時より下げる．目安は顎がやや上がっている状態． ・必要に応じて顎を上げる． ・必要に応じてバックレストをやや起こす【フロントポジションの場合】． ・必要に応じてバックレストを倒し気味にする【バックポジションの場合】．	顔の傾斜： ・0° ・やや右方向（15°〜20°），さらに大きめに右方向（約 30°〜約 45°） ・左方向（15°）に傾けることもある．
術者のポジション	①フロントポジション：8 時 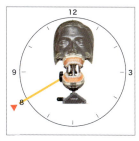 ※‾１２３ は，8 時〜9 時で行う場合もある． ②バックポジション：11 時〜1 時 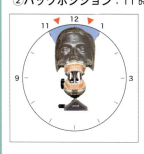 ※バックポジションのみで ３＋３ すべてを行う場合もある．	口腔内フィンガーレスト（パームダウン） 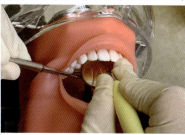 口腔内フィンガーレスト（パームアップ） 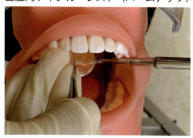
その他	・やや大きく開口． ・上唇の排除は必要ないので，ライトの光をミラーに反射させて SRP をする部位を明るくする．ミラーの中央に SRP をする部位を映すようにする． ・間接照明と鏡視，必要に応じて直視．	**ポイント** 術者の位置によっては直視できる部位もありますが，基本的には鏡視で行うように心がけます．可能であれば大きめに開口することと，不用意に舌を動かさないことを患者さんに伝えましょう．実際の口腔内では難しいこともありますが，垂直方向にキュレットを動かす時はミラーを見ながらできるだけ第 1 シャンクの位置を歯面に対して平行に保ちましょう．

6. 上顎左側臼歯部

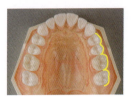

動画
㊲近心　㊳遠心

1）頰側

使用キュレット ストロークの方向	遠　心：#14 　　　　垂直方向（必要に応じて#13で水平方向）． 歯頸部：#7 　　　　斜め方向．水平方向になる時もある． 近　心：#11，大臼歯は#15も可． 　　　　垂直方向．	その他	・普通に開口した状態から，やや口を閉じ気味にして頰筋をリラックスさせると，左手の指かミラーで頰粘膜を牽引しやすい．指を使う際は，頰粘膜をやや上の方向に圧排するとSRPをする部位が見やすくなる． ・直接照明と直視．部位により鏡視．ミラーに光を反射させて間接照明も用いる．
患者のポジション	頭の上下： ・ヘッドレストを下顎のSRP時より下げる．目安は顎がやや上がっている状態． ・必要に応じて顎を上げる． ・必要に応じてバックレストをやや倒す．		顔の傾斜： ・右方向（30°）に傾ける． ・正面0°のこともある． ・大きく右方向（30°〜45°）に傾けることもある【バックポジションの場合】．

術者のポジション

① サイドポジション：9時〜10時

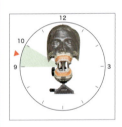

口腔内フィンガーレスト

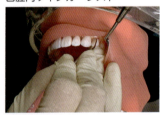

・小臼歯部に有効

口腔外ハンドレストも可

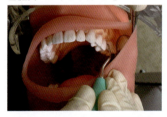

※口腔外ハンドレスト使用時は，キュレットを持つ指をやや把持部の中央寄りに位置させると操作しやすい．

バックポジション：11時〜12時

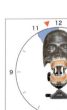

口腔内フィンガーレスト（パームアップ）

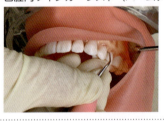

② バックポジション：11時〜1時

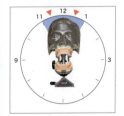

口腔内フィンガーレスト（パームアップ）　上級編

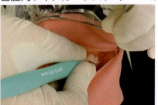

※最後臼歯の頰側遠心隅角で水平方向のストロークをする場合

ポイント　患者さんの顔を右に傾けることで，比較的直視しやすくなる部位です．口腔内フィンガーレストを用いる時は，固定指である薬指が反り返りすぎると，インスツルメントをコントロールする働きが損なわれるため注意が必要です．また，口腔外ハンドレストを使う場合は，キュレットを持つ指や手のひらで下唇付近を圧迫するので，患者さんが苦痛を感じないようにインスツルメンテーションを行いましょう．

上級編ダヨ

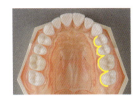

動画
㊴遠心 　㊵近心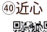

2）口蓋側

使用キュレット／ストロークの方向	遠心：#13 垂直方向（必要に応じて #14 で水平方向）． 歯頸部：#8 斜め方向．水平方向になる時もある． 近心：#12，大臼歯は #16 も可． 垂直方向．	その他	・やや大きく開口． ・舌が大きい場合はミラーで押さえるが，嘔吐反射が生じないように注意する．また，ライトの光をミラーに反射させて，SRP をする部位を明るくする． ・直接照明と直視および間接照明と鏡視． ・直視の場合は，フィンガーアシスト固定の併用可．
患者のポジション	頭の上下： ・ヘッドレストを下顎の SRP 時をする場合よりも下げる．目安は顎がやや上がっているような状態． ・必要に応じて顎をやや上げる． ・必要に応じてバックレストをやや倒す．		顔の傾斜： ・やや左方向（10°〜20°）に傾ける． ・0°のこともある． ・大きめに左方向（30°）に傾けることもある． ・右方向（約 45°）に傾けることもある【バックポジションの場合】．

術者のポジション

① フロントポジション：7 時〜8 時

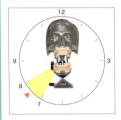

口腔内フィンガーレスト　　オポジットアーチ固定　　フィンガーアシスト固定

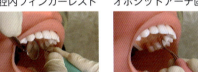

サイドポジション：9 時

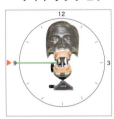

口腔内フィンガーレスト　　口腔外固定：チン‐カップレスト

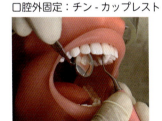

② バックポジション：11 時〜12 時

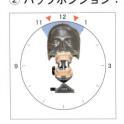

口腔内フィンガーレスト（パームアップ）　　クロスアーチ固定（パームアップ）

※最後臼歯の口蓋側遠心隅角で水平方向のストロークをする場合

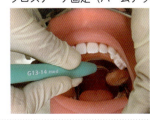

ポイント　さまざまな固定技術を取り入れてインスツルメンテーションを行う部位です．オポジットアーチ固定を使う場合は，SRP をする歯と固定までの距離が離れるため，必要に応じてフィンガーアシスト固定を組み合わせます．また，利き手の手のひらに，患者さんの顎を入れるように置くチン‐カップレストを用いることも可能です．

参考文献

第3部

1) 特定非営利活動法人日本歯周病学会編：歯周治療の指針 2015. 医歯薬出版，東京，2016，34-37.
2) Nyman S, Lindhe J, Rosling B：Periodontal surgery in plaque-infected dentitions. J Clin Periodontol. ;4 (4)：240-249, 1977.
3) 沼部幸博，貴島佐和子，土屋和子編著：歯周病を治す SRP できる歯科衛生士のスキルと知識. デンタルハイジーン別冊，2014，18-19.
4) 野村正子：SRP に使用する器具. 日歯周誌 56 (4)：463-465，2014.
5) Jill S.Nield-Gehrig/ 和泉雄一，吉田直美，小森朋栄（監訳），村上恵子，野村正子（訳）：目で見るペリオドンタルインスツルメンテーションⅣアドバンススキル原著第 6 版. 医歯薬出版，東京，2010，41-45.
6) Jill S.Nield-Gehrig/ 和泉雄一，吉田直美，小森朋栄（監訳），小

原由紀，河野章江（訳）：目で見るペリオドンタルインスツルメンテーションⅢデプライドメント原著第 6 版. 医歯薬出版，東京，2009，64.
7) 坂井雅子：SRP の実際. 日歯周誌 57 (2)：107-110, 2015.
8) 加藤 煕編：歯科衛生士のための最新歯周病学. 医歯薬出版，東京，2018，147.
9) 立澤敦子：Basic グレーシーキュレットテクニック. 医歯薬出版，東京，2009，23.
10) 加藤 煕：新版 最新歯周病学. 医歯薬出版，東京，2014，135.
11) 特定非営利活動法人日本歯周病学会編：歯周病学用語集第 3 版. 医歯薬出版，東京，2019，83.
12) Jill S.Nield-Gehrig/ 吉田直美，小森朋栄（監訳），堀江明子，富田裕子（訳）：目で見るペリオドンタルインスツルメンテーションⅠベーシックスキル原著第 6 版. 医歯薬出版，東京，2009，6，17-21.
13) 立澤敦子：Basic グレーシーキュレットテクニック. 医歯薬出版，東京，2009，21-22.
14) 沼部幸博，貴島佐和子，土屋和子編著：歯周病を治す SRP できる歯科衛生士のスキルと知識. デンタルハイジーン別冊，2014，27-29.

第4部
ケースプレゼンテーション

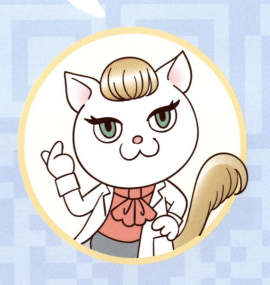

CASE 1

前歯部の変化

患　者	全身既往歴
Sさん（女性，73歳）	全身疾患なし
初　診	**家族歴**
2011年4月	特記事項なし
主　訴	**喫煙習慣**
下の前歯の色が黒いので診てほしい．歯肉が腫れている．歯磨きをすると血が出る．	なし
	診査所見
現　症	全顎的なPPD[1]は2〜7mm，動揺度は1〜2度
歯肉腫脹とブラッシング時の出血を自覚する下顎前歯部に，う蝕と強い浮腫性の腫脹が認められる．	**エックス線写真所見**
	下顎前歯部に水平性骨吸収[2]と6|の根分岐部にエックス線透過像が認められる．
歯科既往歴	**診　断**
1年前に上顎前歯部を抜歯して，総義歯を作製した．	慢性歯周炎[3]

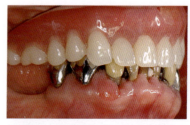 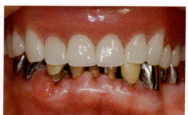 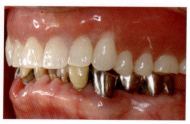

初診時の口腔内写真（2011年4月）
下顎前歯部の歯間乳頭歯肉に浮腫性の腫脹が観察された．

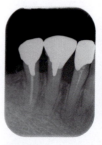 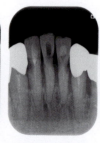 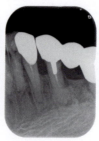 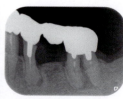

初診時のエックス線写真（2011年4月）
3 2 1|1 2 3 に水平性骨吸収が認められた．

動揺度																	
PPD B/P																	
部位	8	7	6	5	4	3	2	1	1	2	3	4	5	6	7	8
PPD L/B				3 2 ⑤⑥	3 ⑤ 4	3 ⑤ 2	2 ⑥ 3	⑤ 4 ⑤⑤	⑤⑤⑤ 6 3		8		3 ⑤ 3			
				3 2 3	⑤ 3 ⑤	⑤ 7 ⑤	⑤ ⑤ 2	2 4 ⑤	3 ⑦ ⑥ 2 ⑤			5 4 ⑥ ⑦ 2 ⑤		3 2 2		
動揺度					1	1	1	2	2	0		1	0			

歯周組織検査表（2011年4月）　　　　　　　　　　　　　　　　　　　　　　　　　　　　　　○は出血部位を示す
残存歯に5mm以上の歯周ポケットが形成されていた．

治療の経過

📅 **2011年4月〜6月**

　主に見た目が気になる主訴で来院された患者さんですが，下顎前歯部に歯周炎が認められ，診査・診断後に歯周基本治療を開始しました．来院当初，Sさんはルシェロ（株式会社ジーシー）を使い，1日1回約10分のブラッシングを行っていました．しかし，歯頸部にプラークが付着し，前歯部の歯間乳頭部に発赤と腫脹がみられました．

　口腔衛生指導では，BUTLER#211（サンスター株式会社）を使った毛先磨きを主に練習し，ブラッシング時間は1日2回各15分〜20分になりました．約1カ月半後，前歯部の歯肉に認められた浮腫性の腫脹がセルフケアの効果で軽減したため，同時期から残存歯のSRPを開始しました．その後，歯周基本治療の効果で炎症が改善し，全顎的なPPDは2〜5mmの範囲になりました．

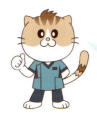

詳しい歯ブラシの使い方については，ステップアップ歯科衛生士シリーズ『歯周病に挑戦！ザ・ブラッシング』を見てね！

2011年7月～2012年3月

　再評価をして5mmの歯周ポケットが残存した部位は，再度SRPを行い，セルフケアの向上に取り組みました．あわせて担当医は，う蝕治療と下顎の補綴治療，さらに上顎の総義歯の再作製を行い，主訴であった見た目の問題を解消しました．その後，初診から約11カ月が経過した2012年の3月に，下顎残存歯のPPDは2～3mmに改善しました．

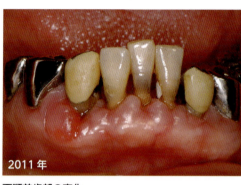
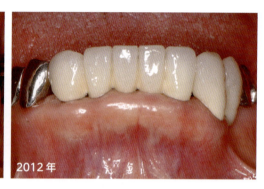

下顎前歯部の変化
初診時と比較すると，強い歯肉の腫脹が改善した．

歯周組織検査表（2012年3月）
歯周治療の効果で，全顎的にPPDは2～3mmに変化した（|6 はう蝕治療のためルートセパレーション[3]を行った）．

○は出血部位を示す

 2012年4月

　歯周組織の改善が認められたためメインテナンス[4]に移行し，1カ月間隔で経過を観察しました．

📅 2013年～2019年

2013年からSさんの要望もあり、約2カ月間隔でメインテナンスを継続しました．Sさんは積極的にセルフケアに取り組み，2019年3月に行った再評価でも，残存歯のPPDは2～3mmに保たれています．81歳になり，時折，辺縁歯肉に発赤が見られますが，口腔衛生指導と必要に応じたプロフェッショナルケア[5]を実施して，歯周治療の効果を維持しています．

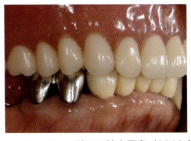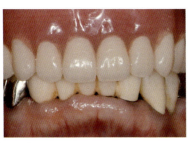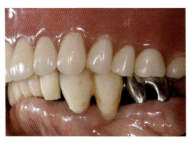

メインテナンス時の口腔内写真（2019年3月）
下顎前歯部の補綴装置の表面にステインがついているが，治療効果は維持されている．

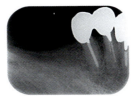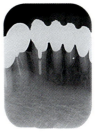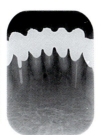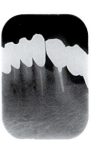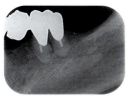

メインテナンス時のエックス線写真（2019年3月）
水平性骨吸収の進行は観察されない．

動揺度																
PPD	B/P															
部位		8	7	6	5	4	3	2	1	1	2	3	4	5	6(M) 6(D)	8
PPD	L				222	222	222	222	222	222	222	222	222		222 222	
	B				222	222	223	322	222	222	222	222	222		222 222	
動揺度					0	0	0	0	0	0	0	0			0 0	

歯周組織検査表（2019年3月）
全顎的なPPDは2～3mmに保たれている．

さとちゃんのステップアップポイント

Sさんのように歯肉が腫脹している時は，早くSRPをして炎症を改善させたいという気持ちになりがちです．しかし，まずは歯肉の性状をよく観察して，口腔衛生指導を行いましょう．

歯肉がぶよぶよして浮腫性に腫脹する場合は，炎症が改善した時に歯肉退縮が大きく生じて[6]，ポケットの深さが減少しやすいと思います．また，SRPをする計画は，歯肉縁下の状態をよく把握してから立てましょう．一般的に，浮腫性に腫脹している歯肉は可動性なので，比較的，歯肉縁下でキュレットを操作しやすい反面，不用意なインスツルメンテーションを行うと，歯肉を損傷することがあります．そのため，可能であれば，ある程度歯肉表面上の炎症が軽減するのを待ってから，SRPを開始することをおすすめします．

CASE 2

臼歯部の変化

患　者	全身既往歴
Hさん（男性，43歳）	全身疾患なし

初　診
2007年6月

家族歴
特記事項なし

主　訴
左下奥歯の歯茎が腫れている．痛みはないけど血がすごく出る．

喫煙習慣
なし

現　症
歯肉からの出血を自覚している．下顎左側小臼歯部の辺縁歯肉と歯間部の歯肉に，発赤と腫脹が認められる．

診査所見
全顎的なPPDは2～6mm，動揺度は0度

エックス線写真所見
下顎前歯部と上顎左右側臼歯部の歯間部に歯石の沈着が確認される．

歯科既往歴
15年間，歯科治療はしていない．

診　断
慢性歯周炎

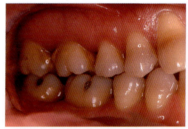 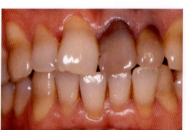 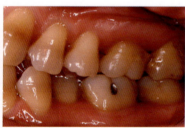

歯周基本治療開始前の口腔内写真（2007年7月）
初診時は 4 5 への応急処置を行い，歯周基本治療開始前に口腔内写真を撮影した．上顎左右側臼歯部に歯肉縁上歯石の沈着が認められた．

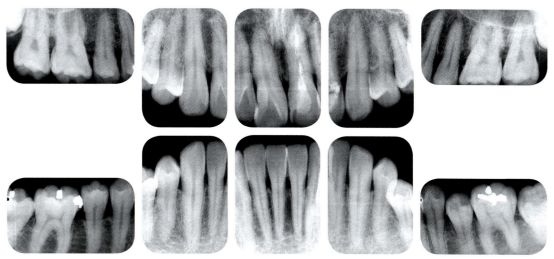

初診時のエックス線写真（2007年6月）
初診時にエックス線写真撮影を行った．2+2 と 7 6 5｜，｜6 7 に歯石の沈着が確認された．

歯周組織検査表（2007年8月）
主に臼歯部に4～6mmのポケットが形成され，プロービング時の出血（BOP）[7] も認められた．

○は出血部位を示す

治療の経過

2007年6月～9月

　Hさんは，下顎左側小臼歯部の歯肉から出血を気にして来院されました．痛みはないものの1年前から歯肉が腫れるのを繰り返していたため，自分なりに1日2回，朝晩2～3分のブラッシングを行っていました．しかし，｜4 5 舌側にプラークが付着し，BOPが認められ，また，下顎前歯部や上顎左右側臼歯部の歯間に歯石が沈着していました．｜4 5 の応急処置後に歯周基本治療を開始し，口腔衛生指導では，やや小さめのBUTLER #200（サンスター株式会社）を使い，これまでよりもブラッシング時間を長めにすることを提案しました．

2007年10月〜2008年4月

　口腔衛生指導を初診から約2カ月半継続して，プラークの付着量とブラッシング時の出血が減少したので，下顎左側臼歯部のSRPを始めました．また，担当医は1│2 の歯内療法を開始し，2008年3月に同部位の補綴治療を行いました．しかし，全顎のSRPを完了し再評価をする時期に，Hさんの来院が途絶えました．

2016年10月〜11月

　2016年10月，Hさんは右顎の痛みを感じて再来院されたので，応急処置後に再度モチベーションとブラッシング指導を行いました．Hさんは1日2回のブラッシングを継続していたので，今回はBUTLER #211（サンスター株式会社）を使い，主に歯間部への歯ブラシの毛先の届かせ方を練習しました．

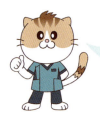

モチベーションや歯ブラシの選び方については
ステップアップ歯科衛生士シリーズ『歯周病に挑戦！ザ・ブラッシング』を見てね！

2016年12月〜2017年7月

　歯周組織検査の結果，上下顎左右側臼歯部の隣接面に4〜5mmのPPDとBOPが認められたため，根面に粗糙さがある部位のSRPを行いました．再来院から約9カ月後に全顎的なPPDが2〜3mmに改善し，顎関節の痛みは解消したので，メインテナンスに移行しました．

2016年12月

動揺度				0		0		0		0		0		0		0		0		0		0		0		0		0		0		
PPD	B			2 2 2	2 2 3	2 1 2	2 1 2	2 1 2	2 1 2	2 1 2	2 1 2	2 1 2	2 1 2	2 1 2	2 1 2	2 2 2	2 3 3	3 2 2	3 2 ④	④ 2 3
	P			④ 2 ④	④ 2 ④	2 ④ 2	2 2 2	2 2 3	3 2 3	2 1 2	2 1 2	2 1 2	2 1 2	2 1 2	2 1 2	2 2 2	2 2 3	2 4 2	2 4 ⑤	3 2 3
部位		8	7		6		5		4		3		2		1		1		2		3		4		5		6		7		8
PPD	L		3 2 ④	⑤ 2 3	2 2 2	2 2 2	2 2 1	2 2 1	2 1 2	2 1 2	2 1 2	2 3 2	3 2 1	2 2 1	2 1 2	2 1 2	2 2 2	2 2 3	③ 1 ④
	B		3 2 2	④ 2 3	2 1 2	2 1 2	2 1 2	2 1 2	2 1 2	2 3 3	3 2 1	2 1 2	2 1 2	2 1 2	2 2 3	3 2 3	2 3 ④	2 3		
動揺度			0		0		0		0		0		0		0		0		0		0		0		0		0			

○は出血部位を示す

2017年7月

動揺度				0		0		1		0		0		0		0		0		0		0		0		0		0		
PPD	B			3 2 2	2 2 3	3 2 3	2 2 3	2 2 2	2 2 2	2 2 2	2 2 2	2 2 2	2 2 2	2 2 3	3 3 3	3 2 2	2 2 3	2 3 3	2 2		
	P			3 2 2	2 3 3	2 3 2	3 2 3	2 2 2	2 2 2	2 2 2	2 2 2	2 2 2	2 2 2	2 2 2	3 2 3	3 2 2	2 2 3	2 3 2	3 2 3	
部位		8	7		6		5		4		3		2		1		1		2		3		4		5		6		7		8
PPD	L			3 2 2	2 2 2	2 2 2	2 2 2	2 2 2	2 2 2	2 2 2	2 2 2	2 2 2	2 2 2	2 2 2	2 2 2	2 2 2	2 2 2	2 3 2	3		
	B			3 2 2	2 2 2	2 2 2	2 2 2	2 2 2	2 2 2	3 2 2	2 2 2	2 2 2	2 2 2	2 2 2	2 2 2	2 2 2	2 2 2	2 2 3		
動揺度			0		0		0		0		0		0		0		0		0		0		0		0		0			

歯周組織検査表（再来院した2016年と再評価を行った2017年の変化）
歯周基本治療を行い，臼歯部に認められたポケットとBOPは改善した．

2017年～2019年

　メインテナンスは，Hさんの要望を伺って3～4カ月間隔で行い，初診時のような歯肉からの出血や，多量の歯石が沈着することはなくなりました．Hさんは定期的なリコールに応じ，2019年4月に行った再評価の結果，全顎的なPPDは2～3mmに維持され12年前の主訴であった4 5｜の歯肉からの出血は改善しています．

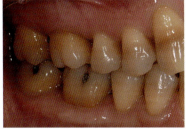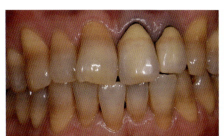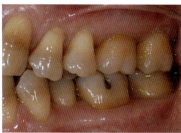

メインテナンス時の口腔内写真（2019年3月）
初診時に認められた歯肉の発赤と腫脹は改善した．

動揺度			0	0	0	0	0	0	0	0	0	0	0	0	0	0	
PPD	B		3 2 2	2 2 2	2 2 3	2 2 2	2 2 2	2 2 2	2 2 2	2 2 2	2 2 2	2 2 2	3 2 2	2 2 2	3 2 3	2 2 2	2 2 2	
	P		3 2 3	3 2 3	2 2 3	2 2 3	2 2 2	2 2 2	2 2 2	2 2 2	2 2 2	2 2 2	2 2 2	2 2 2	2 2 2	2 2 3	3 2 3	
部位		8	7	6	5	4	3	2	1	1	2	3	4	5	6	7	8
PPD	L		2 2 2	2 2 2	2 2 2	2 2 2	2 2 2	2 2 2	2 2 2	2 2 2	2 2 2	2 2 2	2 2 2	2 2 2	2 2 2	2 2 2	2 2 2	
	B		3 2 2	2 2 2	2 2 2	2 2 2	2 2 2	2 2 2	2 2 2	2 2 2	2 2 2	2 2 2	2 2 2	2 2 2	2 3 2	2 2 2	2 2 2	
動揺度			0	0	0	0	0	0	0	0	0	0	0	0	0	0	0	

歯周組織検査表（2019年4月）
全顎的なPPDは2～3mmに保たれている．

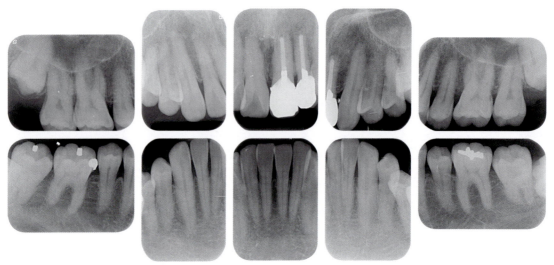

メインテナンス時のエックス線写真（2019年8月）
初診時と比較して，大きな変化は認められない．

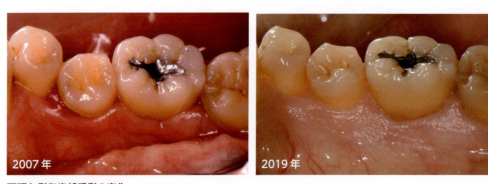

下顎左側臼歯部舌側の変化
主訴であった 4 5 の歯肉の色調と形態は，初診時と比較すると改善している．

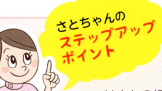

さとちゃんのステップアップポイント

Hさんの場合は,プラーク性歯肉炎罹患歯と歯周炎罹患歯[8]が,混在していました.一般的に歯周病は歯肉炎から軽度歯周炎,中等度歯周炎,重度歯周炎に進行すると考えられています[9][10].歯肉炎はプラークリテンションファクター[11]があると増悪するため[9][12],プラーク除去と併せて歯石を取り除くことが大切です.歯石が硬かったり,Hさんの4̄のように歯が傾斜している場合は,自分のスキル(熟練度)[6]に応じて,1歯ずつ丁寧に,その回に完了できる数歯のSRPを行いましょう.また,再評価後のPPDが概ね4mm以上で,BOPがある部位のインスツルメンテーションを繰り返す場合は,根面を傷つけたり,セメント質を過剰に切削しないように注意しましょう.

参考文献

第4部

1) 特定非営利活動法人日本歯周病学会編:歯周病学用語集第3版.医歯薬出版,東京,2019,83.
2) 特定非営利活動法人日本歯周病学会編:歯周病学用語集第3版.医歯薬出版,東京,2019,43,55.
3) 特定非営利活動法人日本歯周病学会編:歯周治療の指針2015.医歯薬出版,東京,2016,9-12,56-57.
4) 特定非営利活動法人日本歯周病学会編:歯周病学用語集第3版.医歯薬出版,東京,2019,90.
5) 特定非営利活動法人日本歯周病学会編:歯周病学用語集第3版.医歯薬出版,東京,2019,84.
6) 沼部幸博,貴島佐和子,土屋和子編著:歯周病を治すSRPできる歯科衛生士のスキルと知識.デンタルハイジーン別冊,2014,18-19.
7) 特定非営利活動法人日本歯周病学会編:歯周病学用語集第3版.医歯薬出版,東京,2019,83.
8) 特定非営利活動法人日本歯周病学会編:歯周治療の指針2015.医歯薬出版,東京,2016,26-28.
9) 特定非営利活動法人日本歯周病学会編:歯周治療の指針2015.医歯薬出版,東京,2016,12-13.
10) 沼部幸博,貴島佐和子,土屋和子編著:歯周病を治すSRPできる歯科衛生士のスキルと知識.デンタルハイジーン別冊,2014,8-9.
11) 特定非営利活動法人日本歯周病学会編:歯周病学用語集第3版.医歯薬出版,東京,2019,80.
12) 特定非営利活動法人日本歯周病学会編:歯周治療の指針2015.医歯薬出版,東京,2016,34-36.

SRPっていろんなことに気をつけてしなきゃいけないのねー

 基本に忠実に，そして実際に手を動かして経験を積むことでSRPは上達しますよ．

 覚えることもたくさんあって大変だな…

 まずは練習をして，歯周病（ペリオ）を治すSRPができるようになろう．

 SRPが上手くなるコツって何かしら？

 最初は誰でも"初心者"です．見やすく，行いやすい部位で繰り返し基本的な練習をするのをおすすめします．

 そこから徐々に"上級者"向けの少々難しい部位のSRPに挑戦するといいね．

 大切なのは先人の教えを積極的に学び，それを上手に使うことね．さまざまな知識の中から自分にとって効果的な方法を見出すことがスキルアップにつながってよ．

 歯科衛生士さんにとって「学び」の場はたくさんありマス．日々の臨床の合間，セミナーや学会に積極的に足を運び，学術論文，教科書なども使いまショウ．

 はーい！

＊（デンタルハイジーン．39(4)395, 2019：ペリオに挑戦！Dr.Numabeの総括より抜粋要約）

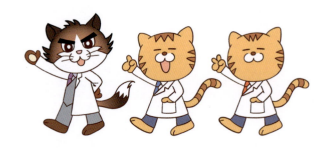

本書で使用した主な器材

株式会社 YDM　http://www.ydm.co.jp

G キュレット est

「est シリーズ」は G キュレット従来品に比べよりシャープに，より切れ味が持続する製品です．ブレードは［ハード］［ソフト］［ミニ］の 3 タイプがあり，より高い切れ味，しなやかさ，耐食性のトータルバランスに優れた素材である「YDM オリジナル刃物用スチール」が使われています．

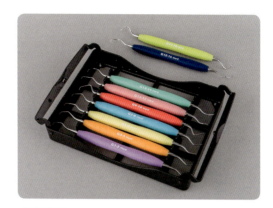

アーカンサス砥石 6 AS/ テスター付
（※テストスティック）

天然石で，サイズは W75×D50×H10 と扱いやすい大きさです．テスター（テストスティック）はシャープニング時の切れ味を確認するために使います．

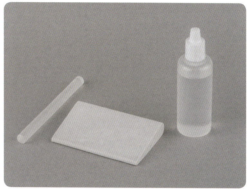

シャープナー Re Born

手のひらサイズで簡単にシャープニングができます．インスツルメントが触れる砥石・台・ネジはオートクレーブ滅菌可能で，使用可能製品（インスツルメントのデザインによる）は，グレーシーキュレット，ユニバーサルキュレット，シックルスケーラー，エキスカベーターなどです．

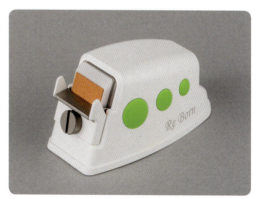

ペリオプローブ #2

先端には目盛りが付与されており，プロービングデプスの測定や根面の探索，歯肉の状態を評価するなど，広い用途に使える歯周プローブです．

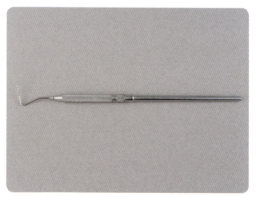

白水貿易株式会社　http://www.hakusui-trading.co.jp

LM グレーシーキュレット
(LM インスツルメンツ社)

耐摩耗性と耐腐食性に優れた材質です．ハンドル部はシリコン製でカラーコード化されています．

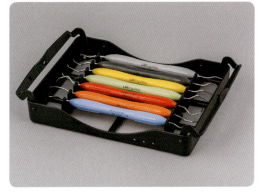

マグネットゲージ

グレーシーキュレットの刃部の傾きを確認するために，フェイスにのせて使用します．

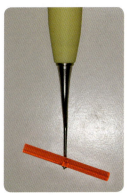

株式会社ニッシン　http://nissin-inc.co.jp/

シンプルマネキンⅢ [SIMPLE MANIKIN Ⅲ]

顎模型や頬粘膜ボックスなどと組み合わせて使用します．顎模型の上下顎をネジで固定して，開口量の調整ができるので，臨床のさまざまな状況を想定した実習が行えます．

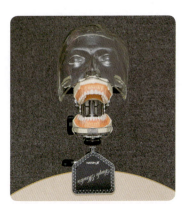

SRP 用顎模型 500HPRO シリーズ

大臼歯部に根分岐模型歯が装着され，歯槽骨には水平吸収に加え，分岐部欠損や裂開性骨欠損などの垂直吸収を付与したモデルを主に使用しました．

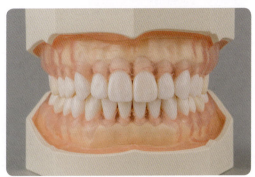

おわりに～最初は誰もが初心者です

　本書は，拙書『ステップアップ歯科衛生士 根分岐部病変に挑戦！プラークコントロールとデブライドメント』のスキルの部で取り上げたシャープニングとSRPに関する内容に，これからSRPを始めるためのキホンと動画を加えてまとめました．前著と同様，本書も企画から完成まで多くの皆様にご尽力いただきました．

　医療法人社団 池田歯科クリニック 池田雅彦先生・歯科衛生士の山本綾子様・吉田加奈様・スタッフと患者の皆様，倉治歯科医院 倉治 隆先生，デンタルオフィス宮村 宮村壽一先生，財団法人歯科医療振興財団 立澤敦子様，株式会社YDM 櫻井伸久様・真山広樹様・梁永煥様・社員の皆様，タカラベルモント株式会社 須貝辰生様・寺尾 潔様・社員の皆様，白水貿易株式会社 杉澤 透様・横山沙織様・社員の皆様，北海道大学名誉教授 加藤 熈先生，日本歯科大学生命歯学部歯周病学講座教授 沼部幸博先生，千葉県立保健医療大学名誉教授 松井恭平先生，医歯薬出版株式会社をはじめ制作に関わる業者の皆様など多くの皆様の応援のもと，本書をまとめることができました．また，本書の執筆中にSRP研修会をさせていただきました，あおやぎ歯科クリニック 青柳博樹先生・歯科衛生士の皆様，医療法人社団 聖徳会 玉川歯科 玉川博文先生・歯科衛生士の皆様，横山歯科クリニック 横山裕子先生・歯科衛生士の皆様，札幌歯科学院専門学校教務の皆様に心からお礼申し上げます．

　SRPをマスターするには，日々の練習の積み重ねと時間が必要です．そのため，「歯科衛生士ステップアップシリーズ」4冊目になる本書は，SRPが楽しくなる臨床書を目指しましたが，筆者の個人的な体験や若干の意見が含まれています．内容についてお気付きの点があれば，ご指摘をいただきたいと思います．

　最初は誰でも初心者です．あまりうまくいかなくてもがっかりしないでください．基本の理解と我慢強さ，努力と臨床経験，そして折れない心がスキルアップにつながります．本書が皆様の支えになれば嬉しく思います．また，刊行にあたり闘病中の父を支えている母と妹，愛猫ディルとテトラに心から感謝します．

令和元年 51回目の誕生月に

池田歯科クリニック 歯科衛生士　佐藤 昌美

【著者略歴】

佐藤 昌美 (さとう まさみ)

1991年　北海道医療大学歯学部附属歯科衛生士専門学校卒業

[職歴]

1991～2019年　池田歯科クリニック勤務

2007～2012年　中国ハルピン医科大学第4病院口腔医療センター
　　　　　　　　臨床客員教師

[学歴]

1991年　北海道医療大学歯学部附属歯科衛生士専門学校卒業

2009年　武蔵野大学通信教育部人間科学部人間科学科卒業

2011年　武蔵野大学大学院通信教育部人間学研究科人間学専攻修士課程修了
　　　　（2011年3月人間学修士号取得）

[受賞歴]

2008年　第51回春季日本歯周病学会学術大会にてベストハイジニスト賞受賞

2010年　第96回アメリカ歯周病学会共催日本歯周病学会2010年大会
　　　　　JSPポスター歯科衛生士部門にて優秀賞受賞

2012年　第98回アメリカ歯周病学会共催日本歯周病学会2012年大会
　　　　　JSPポスター歯科衛生士部門にて優秀賞受賞

2016年　第102回アメリカ歯周病学会共催日本歯周病学会・日本臨床歯周病学会
　　　　　2016年大会JSPポスター /JASPポスター Dental Hygiene部門にて優秀賞受賞

[所属団体]

日本歯周病学会，日本臨床歯周病学会

[取得資格]

日本歯周病学会認定歯科衛生士

日本臨床歯周病学会認定歯科衛生士

日本心理学会認定心理士

池田歯科クリニック

〒060-0001

札幌市中央区北1条西3　札幌中央ビル9階

011-241-4180

＊本書でのポケット深さはプロービングポケットデプス（probing pocket depth：PPD）をさします．

＊本書での歯周病は，主に細菌性プラークを主要な原因とした慢性歯周炎をさします．

＊本書は右利き用で，掲載している口腔内写真の側方観はミラー像です．

＊本書に掲載している資料は，本人および医療法人社団池田歯科クリニックの了承を得て掲載しています．

ステップアップ歯科衛生士
ペリオに挑戦！
動画でわかるSRP　　　　　　　　　　ISBN978-4-263-42274-8

2019年9月25日　第1版第1刷発行

著者　佐　藤　昌　美
発行者　白　石　泰　夫
発行所　医歯薬出版株式会社

〒113-8612　東京都文京区本駒込1-7-10
TEL. (03) 5395-7638（編集）・7630（販売）
FAX. (03) 5395-7639（編集）・7633（販売）
https://www.ishiyaku.co.jp/
郵便振替番号 00190-5-13816

乱丁, 落丁の際はお取り替えいたします　　　　印刷・木元省美堂／製本・愛千製本所
Ⓒ Ishiyaku Publishers, Inc., 2019. Printed in Japan

本書の複製権・翻訳権・翻案権・上映権・譲渡権・貸与権・公衆送信権（送信可能化権を含む）・口述権は, 医歯薬出版㈱が保有します.
本書を無断で複製する行為（コピー, スキャン, デジタルデータ化など）は,「私的使用のための複製」などの著作権法上の限られた例外を除き禁じられています. また私的使用に該当する場合であっても, 請負業者等の第三者に依頼し上記の行為を行うことは違法となります.

JCOPY ＜出版者著作権管理機構 委託出版物＞
本書をコピーやスキャン等により複製される場合は, そのつど事前に出版者著作権管理機構（電話 03-5244-5088, FAX 03-5244-5089, e-mail：info@jcopy.or.jp）の許諾を得てください.